不是你，是你的荷尔蒙

It's Not You, It's Your Hormones

是你的荷尔蒙

从根源上抵御衰老与守护健康的荷尔蒙平衡方案

〔英〕妮基·威廉姆斯（NICKI WILLIAMS）◎著　　李　淼◎译

北京科学技术出版社

读者须知：

　　医学是随着科学技术的进步与临床经验的积累而不断发展的。本书中的所有建议均是作者结合多年实践经验审慎提出的，虽然如此，图书依然不可替代医疗咨询。如果你想获得详尽的医学建议，请向有资质的医生咨询。因本书相关内容造成的直接或间接不良影响，出版社和作者概不负责。

This translation of It's Not You, It's Your Hormones by Nicki Williams is published by arrangement with Alison Jones Business Services Ltd trading as Practical Inspiration Publishing

Simplified Chinese translation copyright © 2022 by Beijing Science and Technology Publishing Co., Ltd.

All rights reserved.

著作权合同登记号　图字：01-2022-2602

图书在版编目（CIP）数据

　　不是你，是你的荷尔蒙：从根源上抵御衰老与守护健康的荷尔蒙平衡方案 /（英）妮基·威廉姆斯著；李淼译 . —北京：北京科学技术出版社，2022.9（2024.11重印）

　　书名原文：It's Not You, It's Your Hormones

　　ISBN 978-7-5714-2274-5

　　Ⅰ . ①不… Ⅱ . ①妮… ②李… Ⅲ . ①雌激素—关系—女性—健康—普及读物

Ⅳ . ① R173-49

　　中国版本图书馆 CIP 数据核字 (2022) 第 066344 号

策划编辑：胡　诗	电　　话：0086-10-66135495（总编室）
责任编辑：胡　诗	0086-10-66113227（发行部）
责任校对：贾　荣	网　　址：www.bkydw.cn
装帧设计：源画设计	印　　刷：河北鑫兆源印刷有限公司
图文制作：沐雨轩文化传媒	开　　本：710 mm×1000 mm　1/16
责任印制：李　茗	字　　数：280 千字
出 版 人：曾庆宇	印　　张：18.75
出版发行：北京科学技术出版社	版　　次：2022 年 9 月第 1 版
社　　址：北京西直门南大街 16 号	印　　次：2024 年 11 月第 4 次印刷
邮政编码：100035	
ISBN 978-7-5714-2274-5	

　　定　　价：89.00 元

名人推荐

◆ ◆ ◆

我在工作中发现，不少女性都曾受到持续性疲劳和其他更明确的荷尔蒙问题的困扰，所以本书绝对是每一位女性的必备读物！荷尔蒙平衡对于女性生活至关重要，因为它会影响人的各个方面。荷尔蒙平衡能使人增强自信心、提升精力，进而实现人生理想等。妮基创作本书的目的是为女性提供所需的理论知识和方法，使她们不必再默默忍受痛苦的折磨，从而更好地发挥个人潜力。

——乔安娜·马丁（Joanna Martin）博士，

众生（One of Many）公司创始人

我是三个孩子的母亲，而且每天都与女性打交道。在我看来，荷尔蒙就像一只无形之手，左右着我们的健康和快乐。妮基毕生致力于帮助女性认识自己的身体，使她们始终保持最美丽、最强大和最充实的状态。我完全认同妮基的理论和事业，最关键的是广大女性的确需要这些！本书将为她们提供所需的工具和支持，让她们在未来的岁月里由内而外地散发出健康的气息。

——凯瑟琳·德弗（Katharine Dever），

直觉公司商务顾问、励志讲师、作家

如果您的荷尔蒙水平不正常，并且因此感到疲劳、焦虑不安，或出现超重、水肿（这些仅是部分症状），那么本书将帮您解决这些问题！书中将以简单、权威且有趣的方式向您介绍关于荷尔蒙的知识。您只需遵循书中的专业建议，即可恢复健康与活力，并且收获理想的体形。

——琳达·明斯特（Linda Munster），

营养师、《拒绝咖啡因》（*No Caffeine Required*）作者

太多的女性认为，应对绝经期症状的方式只有两种：接受激素替代疗法，或者默默忍受。显然，这是一种错误认识！妮基在本书中清晰地阐释了饮食与常见症状的关系。更重要的是，您只需按照书中的建议，对饮食和生活方式做出些许的调整，即可发挥显著、有益的作用。总之，这是一本35岁以上女性的必读之书。

——帕特·达克沃斯（Pat Duckworth），

理疗师、《完美身材攻略》（*Hot Women, Cool Solutions*）作者、获奖作家

这部新书堪称上乘之作！妮基本着严谨和务实的态度，探讨了荷尔蒙这一棘手的话题。通过清晰、明了的叙述，妮基向读者明确阐述了荷尔蒙在人的生命、感受和对生活的反应方面发挥的重要作用。如果您不满于自己糟糕的健康状况，妮基将作为最专业、最有经验的优秀向导，带您体验精彩、健康、充满活力的人生。

——凯特·库克（Kate Cook），
国际讲师、作家、营养师、康养专家

对于受情绪波动、体重增加、疲劳和脑雾困扰的女性而言，本书是一部不可不读的杰作。

——温迪·丹宁（Wendy Denning）博士，
全科医生、《饮食医生》（*The Diet Doctor*）共同作者

荷尔蒙失衡可导致令人难以言喻的痛苦，虽然令人生畏，但并非不治之症。妮基通过本书向人们揭开了荷尔蒙的神秘面纱。她提供的方法能够帮助女性夺回对自身荷尔蒙和健康的控制权。

——格伦·马滕（Glen Matten），
营养疗法顾问医生、《长寿饮食》（*The Sirtfood Diet*）作者

　　学习了解自己的身体，是我们女性能做的最重要的事之一。而要了解身体运转的法则，荷尔蒙便是最为关键的主题之一。

　　由于工作属性的缘故，我会接触到很多的女性朋友。其中有不少女性在面对来自工作中的竞争、来自生活中的压力时，会感到忧心忡忡、疲于应对。她们有些备受焦虑、抑郁等情绪问题的困扰，有些则因为体重居高不下、脑雾、睡眠障碍、免疫屏障脆弱等问题无法专注于当下的生活。其实，这些问题极有可能都源于失衡的荷尔蒙。

　　这部书中蕴含了关于女性健康的重要知识，这都是我想在此与大家分享的。妮基·威廉姆斯清楚地阐述了饮食、营养与常见健康问题之间的关联。弥足珍贵的是，除了我们所需要了解的健康知识外，她还提供了一套切实可行的荷尔蒙平衡方案，这份易于实践的指南，将帮助女性恢复健康与活力，而不必再默默忍受痛苦。

　　作为一名妇产科医生，我一直非常关注女性的营养与健康。遵照本书中的方案，我们将能更好地打理自己的生活。我们将学会科学合理地调整饮食，改变不健康的生活方式，学会应对和缓解压力，掌控自己的人生。

　　这本书将帮助我们拨开迷雾找到答案，走出荷尔蒙失衡所引发的健康困境。同时，我们将收获清晰敏锐的头脑，以及健康的、能够去实现梦想的身体！

——北京协和医院妇产科主任医师、教授、医学博士

目录

CONTENTS

◆ ◆ ◆

绪论

"我的身体在35岁之后到底发生了什么变化？"如果您也有此疑问，说明本书就是为您量身定制的。

您或许已经感到痛苦和失落，抑或您的身体刚刚开始出现某些变化。无论是哪种情况，您都希望找到问题的答案，却苦于没有任何进展。

80%的35～60岁女性会受到各种症状的折磨，而她们对这些症状的认识与得到的支持却远远不够。2014年，英国纳菲尔德健康中心（Nuffield Health）对3 000多名35岁以上的女性开展了一项调查，结果显示，许多女性受到焦虑和抑郁的折磨，并不得不因此经常请假，而其中约2/3的受访者却表示并未得到足够的帮助。此外，一半以上的受访者并未意识到自己的症状是荷尔蒙失衡引发的，而是将其归因为年龄问题。

您可能自认为或者被告知自己"正在慢慢老去"，医生或者为您开了抗抑郁药物，或者建议您接受激素替代疗法（HRT）。抑或您已经尝试过最新的饮食和锻炼方案，或者服用过某种宣称具有"治愈"奇效的营养补充剂。

这些"方案"为什么都不起作用呢？那是因为它们并未消除造成症状的根源——荷尔蒙失衡！

不管您是否将进入围绝经期（指绝经前几年），也不论您是否已经绝经，荷尔蒙失衡都会造成严重的身体功能紊乱。

虽然个体存在差异，但荷尔蒙失衡通常可导致一系列常见症状，如疲劳、体重增加且无法减肥（尤其是腹部脂肪）、情绪波动、脑雾、失眠、潮热、经前期综合征（PMS）等！您也很有可能只是感觉身体有些不对劲，好像自己失去了女性的魅力。

荷尔蒙控制着人的精力、情绪、性欲、应激反应、脂肪储存功能等。随着年龄的增长，人的荷尔蒙水平会下降，并以不同的速率波动，这会破坏体内的微妙平衡，带来各种不必要的副作用。

当荷尔蒙处于正常、平衡状态时，人会感到精力充沛，体重控制得当，情绪保持平稳，思维清晰且专注，皮肤有光泽，睡眠质量高，表情平和，生活快乐。

这听起来是不是有些天方夜谭？我开始也这么认为。事实上，荷尔蒙确实具有如此大的功效。您只需对饮食和生活方式做出些许的改变，即可减轻各种症状。

我们只有先呵护荷尔蒙并提供其所需的条件，荷尔蒙才能反过来呵护我们。本书将告诉您如何给予荷尔蒙温柔的呵护，从而重拾健康。本书还能帮助女性顺利度过绝经期，甚至拥有比以往更加强健的身体。

我的个人经历

虽然我如今已经成为一名合格的营养师兼荷尔蒙专业研究人员，但我过去对饮食健康和荷尔蒙并不怎么感兴趣！事实上是一点也不感兴趣。学生时代，我是一个小胖子，我的乐趣是吃东西，尤其是蛋糕，而且不限种类和口味。

七岁那年，母亲将我送进了儿童减肥中心，从此我开始了溜溜球节食生活方式。我不知道自己对食物的钟爱是否出于深层次心理原因。我生活在一个温暖的家庭，但我们搬过很多次家，我一直是学校里的新生，也许无节制进食能使我感觉更好一些。

时至今日，蛋糕仍然是我的软肋。我能够抵御其他任何诱惑，但只要给我一块黏糊糊的巧克力蛋糕，我就会无法自控。

十几岁以后，得益于身体的长高，我的身材显得苗条了一些。但那时我开始疯狂地节食，甚至中午只带一个苹果作为午餐。而放学回家后，我会用饼干配上低脂干酪"款待"自己，再喝一瓶可乐，满足自己对甜食的渴望。

在读大学期间，我的生活规律是：酗酒、吃比萨，然后饿上几天，使身体重新恢复平衡，如此循环往复。虽然我深知这种生活方式并不健康，但这意味着我至少有一段时间能"正常"。

到了20多岁，我的日常安排是：参加各种派对，到办公室工作，周末来个酩酊大醉并以在家吃垃圾食品结束一周。由于不会做饭（尽管我是吃着美味的家常菜长大的！），我只能吃包装食品和冷冻快餐。

30多岁我才结婚生子。尽管有孩子之后，我意识到了自己的不良饮食习惯，但我并没有打算短时间内改掉，彼时的我仍然心存侥幸。

但从我步入人生的第40个年头起，一切都发生了变化。我突然意识到心理已对我的健康造成了实质性的伤害。尽管我尝试过所有流行的减肥方法，但是始终无法减掉腹部的赘肉，愈发严重的周末宿醉也使我有了畏寒、浑身疼痛和精疲力竭的症状。

我平时工作忙碌，还要照顾两个可爱而高需求的孩子。所有女性需要处理的事务我一样也逃不掉，比如经营家庭、维护社会关系、送孩子上学、锻炼身体、购物、做饭、打扫卫生、做头发、美甲、美腿，以及抽出时间放松自己（只是一直没能如愿！）。

那时候，我对自己失望到了极点。我经常对丈夫恶语相向，对孩子缺乏耐心，对其他人也常常示以脸色。我感觉已经迷失了自我，甚至开始担心自己也会失去其他人。

生活就像一台永不停歇的跑步机，而我已经没有精力去做任何事情。

　　这一切都无可奈何地继续着，直到2007年1月的一个寒冷夜晚。和往常一样，我结束了一天的工作，回到家中给孩子做饭。站在厨房的洗菜池边，我仍在思考上司明天就要的那份报告应该如何写，而我几乎睁不开眼睛。这时我7岁的女儿跑进来，向我展示她在学校画的一幅长颈鹿（她知道这是我最喜欢的动物）。"妈妈，妈妈，你看我今天做了什么？"我转身冲她喊道："我现在没空，萨沙！"听到这句话，她的小脸难看起来，并且吼道："妈妈，您为什么总是这么暴躁？"随后冲出了房间。

　　这件事成了压垮我的最后一根稻草，我感觉像被人从背后捅了一刀。在孩子眼里，我竟然是一个"暴躁的妈妈"，这是我始料未及的。我要做一个好妈妈！我决定与过去的自己告别。为此，我必须做点什么了。

　　于是我去看了医生。我一口气说出了自己的所有症状，整个就诊过程大约10分钟，基本都是在我的滔滔不绝中度过的。医生则耐心地坐在电脑前敲击键盘。当我发泄完后，他递给我一张处方。我低头看了一眼，"您给我开了百忧解（Prozac）？"我疑惑道，"但是医生，我并不抑郁啊！"医生则一边送我出门，一边回答："这个药会让您感觉好一些的。"

　　我坐在车里，泪如泉涌。难道我真的得了抑郁症？但我深知，这无法消除问题的根源。

之后，我给同为医生的父亲打了个电话。您或许会疑惑，我为什么不直接征求他的意见呢？其实我生在一个医学世家，我的学习成绩足够我读医学院，但我一改家族传统，学习了语言。我从未真正采纳过父亲的任何建议，尽管他后来从以"药物为主"的传统医学转向研究自然疗法。父亲患慢性疲劳综合征多年，但通过饮食、营养补充剂和生活方式干预，他成功地治愈了自己。我想是时候好好倾听父亲的建议了。

以下是我们的通话。

我：　"嗨，爸爸，我真的需要您的帮助。医生认为我得了抑郁症，事实
　　　或许的确如此！我的生活已经一团糟。我现在精疲力竭、体重超
　　　标、无法正常思考，而且孩子们也讨厌我！"

父亲："别担心，妮基，我在门诊经常遇到这种情况——这都是荷尔蒙
　　　水平失衡造成的。"

我：　"不会吧？爸爸，可我才42岁啊。您说这一切都是荷尔蒙水平失衡
　　　造成的？具体是指什么？"

父亲："人的荷尔蒙水平在35岁以后就开始发生变化了，你现在只是感
　　　觉到了这种变化而已。别担心，我帮你做一些检测……"

我可能出现了荷尔蒙水平失衡，这令我无比震惊。我原以为人只有在青

春期、绝经期、妊娠期，以及患经前期综合征时，才会和荷尔蒙扯上关系。我并未意识到荷尔蒙竟然主宰着人的方方面面。显然我从未呵护过它们；事实上，我甚至在不知不觉中"虐待"过它们。

结果证明，父亲是对的。我存在多种荷尔蒙失衡，出现了肾上腺疲劳、甲状腺功能减退和黄体酮水平偏低。多年来，我一直承受着来自家庭和事业的双重压力，如今又恰好进入围绝经期。不过谢天谢地，我并未患抑郁症，我的症状只是由某些生理问题造成的，这让我松了一口气。

父亲建议我对饮食和生活方式做出一些简单的调整，并有针对性地服用一些营养补充剂。令我感到惊喜的是，这两方面措施很快取得了明显效果：我不仅减掉了顽固的赘肉，而且恢复了精力，心情也比之前畅快、平和了许多。父亲的建议功不可没。

最令我感到满意的是，我不需要为此放弃自己最喜欢的东西——葡萄酒、咖啡和巧克力！

这些巨大变化深深震撼了我，于是我做出了一个重大决定：重回大学，努力学习营养学知识。

四年的讲座、研讨会、作业和临床实践经历，教会了我如何选择正确的食物、营养补充剂和生活方式，有效地呵护自己的荷尔蒙，而且我首创了一个简单的营养与生活方式四步法（荷尔蒙平衡方案）。通过这一方案，我本人和我的很多患者都恢复了荷尔蒙平衡。更重要的是这种方法简单易行，您只需要阅读本书即可学会。

现在我已经能够轻松适应围绝经期的变化。当然我做的并不完美——葡萄酒、咖啡和巧克力仍然是我的最爱，但我已经找到了一个能使我保持理智与活力的好方法。当写到此处时，我已经49岁了，但我感觉自己比以往任何时候都健康，我很少生病，精力充沛，体重也维持在正常水平（但假期过后可能稍有波动）。

而且如今的我可谓重任在肩，那就是帮助其他女性，使她们重新夺回对自身荷尔蒙的控制权，从而免受不必要的痛苦。

从此，您再也不必因为年龄的增长，而默默忍受各种症状了（许多医生会这样"劝告"患者接受"一切"）。相反，无论年龄几何，您都无须继续做荷尔蒙的"奴隶"。

由于女性是联系家庭、单位与社区等的重要角色，当她们处于最佳状态时，她们身边的每一个人都会因此受益，这会产生巨大的连锁反应。我甚至希望能够通过自己的努力挽救某些女性的婚姻！

父亲仍然是我的灵感来源（同时也是我的医学"百科全书"）。他从来不会评判我的错误行为，也不会通过施压让我追随他的脚步，但当我告诉他我想研修营养学时，我确实感受到了他的骄傲。或许我注定要继承家族从医的传统，只是我固执地选择了一种不同的方式。

本书的创作初衷是分享我与患者一起实现荷尔蒙平衡、减轻体重、恢复年轻活力、平复情绪和消除脑雾的具体历程。当然，我还有另一个目标——助女性平稳度过绝经期，如果她恰好处于该阶段的话。

通过了解荷尔蒙水平随年龄增长的变化过程，荷尔蒙失衡导致人疲惫、肥胖、情绪化、不安和失去魅力的原因，以及您能采取哪些应对方法，荷尔蒙失衡的问题将很快得到扭转。

本书将集中讨论四种常见的荷尔蒙失衡问题，它们是导致女性在40多岁时面临众多健康问题的罪魁祸首。而且，只要给予其恰当的呵护，即给予良好的营养支持并适当改变生活方式，这些荷尔蒙失衡问题即可轻松解决。

鉴于您选择的饮食和生活方式可对荷尔蒙产生深远的影响，所以改变现状也许比您想象的更容易。

我只强调一点，必须兑现自己的承诺。如果您的执行力较强，只需采纳书中的建议，照章执行即可。但如果您的执行力较弱，建议您寻求专家的指导。

　　但本书并非灵丹妙药，也无法提供"一刀切"的解决方案。如果您面临严重问题，那么为了保险起见，还是应该寻找一位能够为您检测荷尔蒙水平并制订个性化方案的专业人员。同时，我们要明确这一点：某些简单的饮食和生活方式的改变，的确能够产生显著的影响。这些改变虽然微小，但却能给您带来巨大的益处。

　　千里之行，始于足下。只要您肯坚持，一切都会变得容易起来。

　　现在好好享受这段旅途吧！

实践指南

为方便您找到各种问题的根源，并帮助您制订个性化方案，我创建了一份实践指南。

内容提要

第一部分为荷尔蒙相关的基础知识。只有了解了荷尔蒙，我们才能更好地控制它！只有了解了自己体内究竟发生了什么，您才能更好地驾驭它。第一章为荷尔蒙相关背景知识及其控制人的样貌、情绪、思维和行为的方式。如果您希望确定自己是否存在荷尔蒙失衡问题，可以通过第二章的测验找到罪魁祸首。第三章着重介绍"四大荷尔蒙"，即35岁以上女性必须了解的四种重要荷尔蒙。

我们将在第二部分带您了解荷尔蒙失衡的原因。第四章讨论的是人的生活方式和思维情绪对荷尔蒙的影响。因为只有如此我们才有力量做出改变。第五章探讨的是为什么应该放弃长久以来的节食法和低脂饮食魔咒。第六章介绍了肠道、肝脏与荷尔蒙的关系，以及保护肠道和肝脏的重要性。

第三部分是一套系统的荷尔蒙平衡方案。第七章介绍了我基于临床经验总结出的营养与生活方式四步法。该方法已帮助我和患者成功恢复了荷尔蒙平衡，甩掉了顽固的赘肉，平复情绪并消除了脑雾，重新恢复了活力。第八章将教您在了解自身的同时调节心态。第九章强调了巩固的重要性，教您如何把健康的饮食和生活方式培养成终生的习惯。

您将在第四部分学到提升疗效的其他手段。比如，如何做荷尔蒙检测、35岁以上女性该服用哪些营养补充剂，以及传统激素替代疗法（HRT）与生物同质性激素替代疗法（BHRT）的真相。

做记录

我热衷于写东西。如果我正在学习一门新课程或正在阅读一本书，我会买一个可爱的笔记本，将自己学到的新知识都写在上面，这个习惯总是让我受益良多。因此，我强烈建议您在阅读本书时坚持做生活记录。如果您发现有些内容比其他内容更能引发您的共鸣，则可以将这些内容摘抄下来。此外，我还喜欢记录自己的饮食。记下自己吃过的所有东西，这不仅有助于厘清个人习惯，也方便了解食用某种食物后出现的症状，尤其是当您怀疑自己可能对某些特定食物不耐受时。更重要的是，饮食日记还有助于减肥（即使您并未做出其他改变）。

相关资源

　　我在本书的末尾附赠了我个人喜欢的各类资源，包括荷尔蒙平衡食谱、低血糖负荷饮食指南和深度阅读资料，以帮助您更好地学以致用。

◆ ◆ ◆ 　第一部分　 ◆ ◆ ◆

基础知识

BASIC KNOWLEDGE

Oestrogen
雌激素
性激素

Cortisol
皮质醇
应激激素

Thyroid
Hormone
甲状腺激素
代谢调节剂

Insulin
胰岛素
脂肪储存激素

- - - - -

第一章

荷尔蒙的种类与影响

　　我个人认为，荷尔蒙是一个很有吸引力的话题，当然您可能无法理解我对荷尔蒙的痴迷！但如果您已经进入"半熟"的人生阶段，希望未来的旅途一切顺利，同时希望自己仍然能成为生活的驾驭者，我建议您对荷尔蒙多加关注，因为它已经开始对您的生活产生影响了。

　　遗憾的是，很多女性并不了解自己的身体状况，她们也未得到过专业人士的帮助。

　　您要做的事情就是对自己的健康负责。知识具有绝对的力量，您的知识储备越多，就越能掌控自己的人生。

何为荷尔蒙

　　荷尔蒙的名声向来不佳。从青少年的烦恼到令人抓狂的经前期综合征，荷尔蒙都被认定为罪魁祸首。如果要求说出具体的荷尔蒙名称，人们往往列举雌激素和睾酮。有人还知道皮质醇是一种与应激反应有关的荷尔蒙，5-羟色胺是一种"快乐荷尔蒙"；还有人可能提到甲状腺激素。但您是否知道，胰岛素是人体最重要的荷尔蒙之一？另外，您是否知道，人的食欲也是由多种荷尔蒙控制的？

　　肯定不止一个人认为，荷尔蒙仅与经前期综合征、妊娠期和绝经期有关。事实上，包括不少医生在内的很多人都没有意识到荷尔蒙能够很大程度上影响我们的生活。

从女性受孕到分娩，再到之后人生的各个阶段，荷尔蒙都是人体内每一种生理活动的内在驱动力。虽然您对某些荷尔蒙有所耳闻，但可能并不了解它们的具体作用，以及人体需要它们的原因。虽然您不必详细了解这些知识（如果您对此不感兴趣，可直接翻到第二章，确定自己的荷尔蒙失衡状况，然后跳读相应平衡方案的章节即可），但如果您有意从根源上改善自身健康状况，那么深入学习荷尔蒙知识就很有必要。因为只有具备了相关知识，才会懂得如何更好地呵护它们，它们也才能更好地呵护您的身体。

荷尔蒙这种神秘的化学物质，几乎存在于人体的每个部位，控制着人的一切行为。它能促进儿童发育为成人，帮助成人完成生儿育女的重任，而且对人的感觉、情绪、饮食、运动、新陈代谢、消化、睡眠以及其他身体功能都会产生巨大影响。

人体内存在100多种已确认的荷尔蒙。它们由内分泌腺产生，并通过血液快速传递到全身细胞。荷尔蒙是在细胞间传递信息的"化学信使"，它的单词（Hormone）源自希腊语中的"hormon"，意思是调动或激发。

荷尔蒙可谓无处不在，它们在尽力呵护您的身体。每种荷尔蒙都有自己的作用：有些荷尔蒙可作用于整个身体（如甲状腺激素），影响几乎所有细胞；有些只有特定功能（如醛固酮，能增进肾脏对离子和水分子的再吸收）。以下是荷尔蒙的基本功能：

- **控制心跳、呼吸和血压；**
- **使人晚上睡觉，早上醒来；**
- **控制饥饿感、新陈代谢和生长发育；**
- **决定性征和生殖功能；**
- **强健骨骼，修复皮肤和肌肉；**
- **调节脂肪储存；**
- **控制能量水平、情绪和抗压能力；**
- **调节大脑活动，影响思维、记忆力、注意力等；**
- **控制血糖水平，调节免疫系统功能；**
- **减轻痛苦，使人愉悦。**

总之，人的正常生活离不开荷尔蒙的参与！只有当所有荷尔蒙处于最佳状态时，人才会保持整体健康（患非荷尔蒙相关疾病的情形除外）。但现代生活中，随着年龄的增长，人体内的荷尔蒙会因各种挑战而失去平衡，进而导致身体各部位出现症状。如果不加以解决，最终会导致更严重的问题，如肥胖、糖尿病、心脏病、痴呆、骨质疏松和癌症。

荷尔蒙引发的11种症状

根据我的诊疗经验，很多女性并未意识到她们的症状是由荷尔蒙失衡引发的。因为荷尔蒙水平的变化并不是瞬间发生的，而是一个渐进而隐蔽的过程，人们能够察觉到的仅仅是疲劳感加重或者脑雾。荷尔蒙变化往往是引发其他状况（如我的女儿控诉我是个脾气暴躁的妈妈）的一个"隐形的"触发因素。

您可能已经注意到，您的很多朋友也有类似经历，因此人们会误以为类似现象是衰老的正常表现，谁也无法避免。如果您去看医生，他们往往告诉您："习惯就好了，你只是变老了！"

此外，围绝经期女性容易面临严重的荷尔蒙失衡问题。女性绝经一般发生在50岁以后，有人认为，如果没有潮热感，就表示围绝经期尚未到来，事实真的如此吗？虽然大部分女性最终会在50多岁时停经，但绝经的过渡期最长可达17年。潮热症状并非女性进入围绝经期的必要判断指标。

为帮助您判断自己的症状是否与荷尔蒙失衡有关，我们可来了解一下以下11种较为常见但不易与荷尔蒙失衡联系起来的症状。

1. 体重增加。您体内的脂肪逐年堆积，或者任您尝试各种节食和锻炼手段都无法甩掉它们。您的衣服尺码又大了一两号，您感到十分沮丧，因为再也穿不上以前的漂亮衣服了。您的新陈代谢速度减慢，总是感到饥饿。您尝试过"少吃多动"的策略，虽然过程令您苦不堪言，但体重却丝毫未减。这说明是时候解决您的荷尔蒙失衡问题了！

潜在失衡的荷尔蒙：皮质醇、甲状腺激素、胰岛素和雌激素。

2. 持续性疲劳（TATT）。到目前为止，持续性疲劳是我在诊疗过程中遇到的最常见症状，是指人的精力不如从前旺盛。对于处于持续性疲劳状态的人而言，始终保持精力充沛（尤其是下午和晚上）是一件困难的事情。人们可能认为，这只是衰老和忙碌造成的正常现象。事实并非如此，身体持续处于疲劳状态是不正常的，恢复荷尔蒙平衡有助于恢复精力。

潜在失衡的荷尔蒙：皮质醇、甲状腺激素和胰岛素。

3. 压力大。 您在生活中可能是一位不折不扣的多面手。事务缠身和疲于应付使您在大多数时间里都处于高压状态。"个人时间"永远只能排在各种待办事项之后。您的睡眠质量差、易怒、紧张、疲惫,几乎无法控制自己。您试着放松自己,反而会感到更加内疚;您试着放慢脚步,却发现自己根本停不下来。如果您感觉自己像一个永不停歇的仓鼠,说明您的荷尔蒙需要呵护了。

潜在失衡的荷尔蒙:皮质醇。

4. 情绪波动。 年轻时您或许有过情绪波动的经历,但如今您的情绪更加极端化。您经常感到失落,做事毫无动力。您缺乏耐心,经常对亲近的人发火(更不必说那些故意试图激怒您的人了)。但这些并不是您的错,而是荷尔蒙失衡造成的。

潜在失衡的荷尔蒙:皮质醇、甲状腺激素、胰岛素和雌激素。

5. 健忘及脑雾。 以前的您思维敏锐,现在却愈发迟钝。您无法长时间集中注意力,无法解决问题或做出关键决定。您经常走进房间,却忘记了自己要来干什么。您会忘记别人的名字,或者在说话时忘词。

记忆力衰退是一件可怕的事情。您可能看过电影《依然爱丽丝》(女主角患有阿尔茨海默病),或者认识阿尔茨海默病患者,甚至自己正在照顾家中患阿尔茨海默病的老人。但一般情况下,脑雾才是真正困扰我们的疾病,而荷尔蒙失衡是这一切的根源。

潜在失衡的荷尔蒙:皮质醇、甲状腺激素、胰岛素和雌激素。

6. 经前期综合征、月经紊乱。 原以为随着绝经期的临近,之前困扰您的经前期综合征会自动消失，但事实上情况反而更糟了：您的月经量过大（或过少），频率过高（或过低），而且每个月的大部分时间都会出现经前期综合征的症状，这显然是荷尔蒙失衡问题。

潜在失衡的荷尔蒙：皮质醇、甲状腺激素、胰岛素和雌激素。

7. 性欲低下。 过去热衷于床笫之欢的您现在却对其避之不及。有时是因为太过劳累，有时是因为没有心情。所以您不禁纳闷，过去的那个性感女郎哪里去了？随着年龄的增长，性生活不再是"必需品"，许多女性甚至为此感到庆幸。但对于女性而言，性爱本身是有益健康的。如果您仍然希望拥有和谐的性生活，只需要恢复荷尔蒙平衡即可实现。

潜在失衡的荷尔蒙：皮质醇、甲状腺激素、雌激素和睾酮。

8. 焦虑。 您是否曾经为各种琐事忧心忡忡？育儿、工作、人际关系、未来规划……这些统统成了您日常忧虑的对象。您甚至会因为某件很小的事而情绪失控，或者突然毫无来由地哭起来。这些都是荷尔蒙失衡的表现！

潜在失衡的荷尔蒙：皮质醇、甲状腺激素和雌激素。

9. 头发、皮肤和指甲问题。 您过去从未担心过自己的头发、皮肤和指甲会出问题，但如今您的头发越来越稀疏，其他地方的毛发却越发旺盛；您的指甲变脆、开裂；您的皮肤干燥、发痒、水肿，而且皱纹变深。此外，痘痘甚至像青少年时期一样开始不时地困扰您！这些是衰老的迹象，还是荷尔蒙失衡的缘故？

潜在失衡的荷尔蒙：皮质醇、甲状腺激素和雌激素。

10. 消化问题。 您的消化问题逐渐加重，饱受便秘、腹泻、腹胀、排气多等症状的折磨。之前耐受良好的食物现在却不耐受了。之所以出现这些问题，是因为荷尔蒙与消化系统密切相关。

潜在失衡的荷尔蒙：皮质醇和甲状腺激素。

11. 潮热和夜间盗汗（常出现在围绝经期和绝经期）。 雌激素水平在围绝经期会出现由高到低的波动，从而导致潮热（或潮红）和夜间盗汗。科研人员尚未完全确定其背后的机制，但研究认为，雌激素在体温调节中起着重要作用，所以，当雌激素水平下降时，您的体温可能会失控。比如，您会发现自己像火炉一样发热，大汗淋漓，甚至产生跳进冰箱冷却一下的冲动。

潜在失衡的荷尔蒙：皮质醇和雌激素。

如果您也被以上问题困扰，本书中正好有您正在寻找的答案。请转到第二章，做一个小测验，便可确定是哪种荷尔蒙出了问题。

多囊卵巢综合征、子宫内膜异位症和子宫肌瘤

虽然自然衰老是导致荷尔蒙相关问题的因素之一，但荷尔蒙导致的很多慢性疾病可能发生于任何年龄段，这些特殊而多样的荷尔蒙问题并非本书讨论的重点，因为这涉及许多复杂因素，每种情况都不同，需要制订个性化方案。本书着重讨论的是那些常见的与荷尔蒙失衡相关的问题，而自然疗法对改善这些症状是颇有疗效的，详见第三部分。

◆ 多囊卵巢综合征

作为一种常见病，多囊卵巢综合征会导致一系列症状，包括不排卵或排卵推迟、雄激素过量（痤疮、面部毛发浓密、脱发）、体重增加、胰岛素抵抗和不孕。除了上述令人痛苦的症状之外，长期患多囊卵巢综合征还会增加患糖尿病、心脏病和癌症的风险。

您可能因卵巢囊肿问题做过超声检查。卵巢之所以出现囊肿，是因为有些卵泡在排卵时尚未发育成熟，卵子无法冲破卵泡。虽然多囊卵巢综合征因出现这些囊肿而得名，但囊肿并不是多囊卵巢综合征发病的先决条件。实际上，很多女性的卵巢内都出现过囊肿，但她们并未患多囊卵巢综合征，因为人的卵巢每月都在发生变化。但无论您属于哪种情形，都应该先进行相关检测，以确定您是否患有多囊卵巢综合征。

多囊卵巢综合征背后的各种因素

胰岛素抵抗

长期高碳水化合物（包括高糖）饮食会导致细胞膜上的胰岛素受体受损（详见第三章），并促使胰腺分泌更多的胰岛素，而胰岛素过量会：

- **干扰排卵；**
- **刺激卵巢分泌雄激素而非雌激素；**
- **触发垂体分泌过多的促黄体激素；**
- **降低性激素结合球蛋白水平，从而提高游离睾酮水平。**

体重增加

脂肪组织能够产生一种酶——芳香化酶，这种酶可以提高雄激素水平。

所以，一个人越胖，其产生的睾酮和雄激素就越多。

压力

压力状态下，人体会分泌大量应激激素。过量的应激激素（详见第三章皮质醇相关内容）可以通过抑制雌激素和黄体酮干扰排卵。此外，皮质醇还会导致胰岛素水平升高。

炎症（尤其是肠道炎症）

炎症可损害雌激素受体并抑制排卵。肠道菌群失调容易引发炎症，所以保持消化系统健康有助于预防和治疗多囊卵巢综合征。

甲状腺激素水平低下

如果您体内的活性甲状腺激素水平低下，您的卵巢就可能缺乏足够的能量完成排卵。甲状腺激素水平低下还会刺激催乳素（一种在哺乳期产生的荷尔蒙，会阻碍受孕）的分泌。

营养不良

卵巢需要特定的营养物质才能正常工作（在排卵时释放卵泡），这些营养物质包括碘、硒、维生素D和锌，缺乏这些营养物质会影响排卵。

好消息是，您只需采取第七章的建议，同时咨询医务人员做好健康监测，即可显著改善多囊卵巢综合征的症状。

◆ 子宫内膜异位症

子宫内膜异位症是一种可引发疼痛的疾病，表现为部分子宫组织生长在子宫外部（月经也因此出现在错误的身体区域）。子宫内膜异位病变可能发生在任何部位，以卵巢、输卵管、肠道和膀胱最为多见。这种病变对雌激素敏感，因此病变部位也会随着月经周期而出血，从而导致月经量过多，并伴随疼痛和炎症。有观点认为，子宫内膜异位症是免疫系统对自身组织产生过度免疫反应造成的，所以属于一种自身免疫性疾病，而不仅仅是内分泌疾病。但该观点有待进一步研究。

由于高水平雌激素可导致子宫内膜异位症恶化，采取荷尔蒙平衡型饮食和生活方式（尤其是要去除乳制品和含麸质食物）、为肝脏提供支持、减少环境激素暴露等措施都有助于缓解症状。此外，这些症状在绝经后多会自行消失。

◆ 子宫肌瘤

子宫肌瘤常发于围绝经期，此时黄体酮水平下降，雌激素处于主导地位。子宫肌瘤是出现于子宫壁内或子宫壁外的平滑肌瘤，不仅会导致月经量大和痛经，还会影响生育能力。

由于雌激素水平在绝经后下降，子宫肌瘤通常会随之消失。但如果您尚未绝经，可采纳第七章中的建议改善自身症状。

重要荷尔蒙一览

先学点相关科学知识吧！

如果您已经有一段时间没有上生物课了，建议先了解一下自己的内分泌系统（如图1-1所示）和体内的主要荷尔蒙（如表1-1所示）。

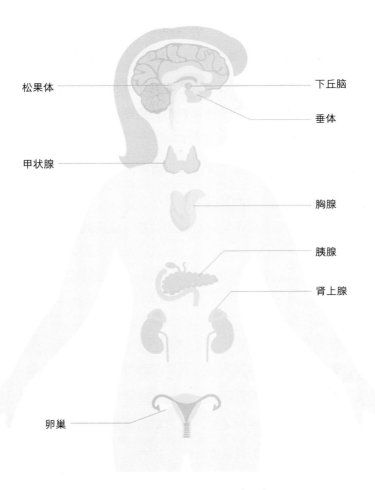

松果体

下丘脑

垂体

甲状腺

胸腺

胰腺

肾上腺

卵巢

图 1-1　人体的内分泌系统

◆ 各腺体及其分泌的荷尔蒙

表 1-1　体内的主要荷尔蒙

松果体	褪黑素——帮助睡眠的荷尔蒙
垂体	促甲状腺激素（TSH）——促进甲状腺激素的分泌
	促卵泡激素（FSH）——为卵子排出做好准备
	促黄体激素（LH）——促进排卵
	生长激素——促进生长、细胞分化和修复
甲状腺	甲状腺素（T4）——主要的甲状腺激素
	三碘甲状腺原氨酸（T3）——活性较强的甲状腺激素
胰腺	胰岛素和胰高血糖素——调节血糖水平
肾上腺	肾上腺素、皮质醇和脱氢表雄酮（DHEA）——应激激素
卵巢	雌激素、黄体酮和睾酮——生殖激素

褪黑素——人的睡眠荷尔蒙

褪黑素是调节体内生物钟、促进睡眠的荷尔蒙，也是一种有效的抗氧化剂。研究认为，补充褪黑素能够调节荷尔蒙失衡，预防心脏病、糖尿病和癌症。褪黑素由色氨酸（可从大多数食物蛋白质中获得）转化而来。色氨酸先转化为5-羟色胺，5-羟色胺再进一步转化为褪黑素。因此，您需要通过饮食摄入色氨酸（蛋白质）。此外，为了促进这一转化过程，我们需要让大脑认为"是时候睡觉了"（营造完全黑暗的环境），这可能是褪黑素又被称为"吸血鬼荷尔蒙"的原因。

肾上腺素、皮质醇和脱氢表雄酮——应激激素

肾上腺素

肾上腺素是人体内主要的应激激素。当有人跳起来突然扑向您，或者当

您惊险地避开一辆迎面而来的汽车时，您会感受到肾上腺素正从体内"流过"。一旦大脑意识到您正面临着潜在的危险，肾上腺会在几秒钟内分泌肾上腺素。作为一种救命荷尔蒙，它会在使命完成后很快恢复正常。

皮质醇

皮质醇的分泌需要较长的时间，通常为几分钟，而非几秒。而且皮质醇需要身体调动整个下丘脑-垂体-肾上腺轴才能分泌。下丘脑-垂体-肾上腺轴有助于维持人的"战或逃"状态。在该状态下，身体要保持高度警惕，维持较高的血糖水平，抑制各种非紧急功能，以便提供能量，保护身体免受潜在的危险伤害。

脱氢表雄酮

脱氢表雄酮水平在年轻人体内通常较高，随着年龄的增长而下降。因此，脱氢表雄酮又被称为"青春荷尔蒙"。它有助于调节胰岛素（降低患糖尿病的风险），调节情绪并增强记忆力，为免疫系统健康提供支持。在压力环境下，脱氢表雄酮的分泌通常处于被抑制状态，因为肾上腺会优先分泌皮质醇。此外，多囊卵巢综合征患者体内的脱氢表雄酮水平较高。

胰岛素和胰高血糖素——血糖调节剂

胰岛素

胰岛素具有救命功效，因为它能调节血糖。血糖水平过高可致人死亡，所以控制血糖至关重要。无论是直接摄入还是通过应激状态的皮质醇活动产生，一旦糖进入血液，胰腺就会分泌胰岛素作为回应。胰岛素的作用是将糖从血液输送到全身细胞。细胞利用糖产生能量，而多余的糖会被输送到脂肪细胞储存起来。胰岛素本质上是一种"脂肪储存激素"，胰岛素失衡会导致长期的健康问题。

胰高血糖素

胰高血糖素的作用与胰岛素相反。当血糖水平过低时，胰腺会分泌胰高血糖素，向肝脏发出信号，将储备的糖（糖原）转化为葡萄糖，使血糖恢复到正常水平。当葡萄糖储备不足时，胰高血糖素会促使脂肪细胞释放脂肪，并将其转化为糖。所以，胰高血糖素本质上是一种"脂肪消耗激素"。

甲状腺激素T3和T4——代谢调节剂

甲状腺激素具有救命作用，因为它负责调动体内几乎所有细胞的工作！甲状腺激素由甲状腺分泌并作用于体内所有细胞，它控制着细胞产生能量的多少，而能量影响着从心跳到受孕几乎所有的生理过程。甲状腺激素通过专有通路分泌，即下丘脑-垂体-甲状腺轴（HPT），该通路的正常运行受到多重因素的控制。

雌激素、黄体酮和睾酮——性激素

雌激素

雌激素实际上包含三种，雌酮（E1）、雌二醇（E2）和雌三醇（E3）。雌酮主要在绝经后产生，雌二醇主要在青春期到绝经前产生，雌三醇则主要在妊娠期产生。雌二醇是效力最强的雌激素。在绝经期到来之前，卵巢主要分泌的激素是雌二醇。它向卵巢发出排卵信号，并促进生成子宫内膜，从而为受精卵着床做准备。雌激素还具有许多其他功能，如保持骨骼健康、皮肤弹性、大脑敏捷等。

黄体酮

黄体酮的主要作用是为受孕做准备，并为妊娠提供支持。在月经周期的后半段，黄体酮由卵巢分泌，可帮助子宫为受精卵着床做准备。此外，黄体酮可以防止子宫内膜过厚，而子宫内膜过厚可导致月经量过多。黄体酮还可以促进细胞的健康发育，降低不受控制的细胞分裂（可能导致癌症）的概率。肾上腺也会产生黄体酮，使人保持精神镇定，减轻雌激素对大脑的刺激作用，减轻焦虑，提高睡眠质量。黄体酮还能调节甲状腺激素（促进新陈代谢），降低胰岛素水平，促进5-羟色胺和多巴胺（又被称为"快乐荷尔蒙"）的分泌。

睾酮

睾酮不仅是一种雄性荷尔蒙，它在维持女性性欲，保持心脏、骨骼健康，提升精力，提高肌肉质量，增强幸福感和自信心方面也发挥着作用。女性体内的睾酮主要由肾上腺产生。但在压力环境下，肾上腺会优先分泌皮质醇，而非睾酮。睾酮水平会随年龄的增长而迅速下降（男性和女性皆如此），但多囊卵巢综合征患者除外，患该病后睾酮可能保持在较高水平。大多数人40多岁时的睾酮水平仅为20多岁时的一半。

◆ 荷尔蒙随衰老而变化

我的个人经历表明，人的身体具有35年"保质期"。

35岁之前，我们似乎可以随心所欲地生活（当然，一切要在适度的范围内），可以在饮食方面无所顾忌。只要我们不存在特定的遗传倾向，这些放纵行为一般不会引起太大问题。而一旦过了35岁，我们的身体就像过了"保质期"，必须小心呵护，否则每次放纵都会对身体造成伤害！

20岁左右

从青春期到20多岁，雌激素、黄体酮和睾酮都处于合理水平，使身体为生育做好准备（无论您是否想生）。此时，人的精力、性欲、抗压能力和心智均处于巅峰状态。您会发现减肥和保持健康都很容易。您身强力壮，足以应付生活中的一切压力，但您的某些生活方式和所处的环境此时已经开始给荷尔蒙增加负担了：

- **毒素**——酒精、咖啡因、药物、食品添加剂、香烟烟雾、环境毒素都会加重肝脏负担（肝脏负责代谢多余的雌激素）；
- **不良饮食**——加工食品和含反式脂肪酸的食品会影响荷尔蒙功能的发挥；
- **避孕药**——合成荷尔蒙会影响天然荷尔蒙的分泌量并产生副作用，如体重增加、疲劳、情绪波动、抑郁、失眠、头痛等；
- **环境激素**——潜伏在塑料制品、香水等各种产品中，可增加人患经前期综合征、子宫内膜异位症、乳腺癌和卵巢癌的风险；
- **压力过大**——影响体重、消化功能、免疫功能、性功能和生育能力。

但在20多岁的年纪，人的身体通常具有较强的韧性，只有在彻底无法适应时，才会出问题。

30岁左右

此时您的月经周期应该还很规律，但荷尔蒙水平已经开始走下坡路。女性在30多岁时便可能出现荷尔蒙失衡，尤其是生育以后。女性的某些荷尔蒙水平会在妊娠期上升，并在分娩后的一段时间内急剧下降，从而出现疲劳和情绪波动等症状。

- **雌激素处于主导地位。随着黄体酮水平的自然下降，雌激素开始处于主**

导地位（导致经前期综合征、睡眠质量差、疲劳、性欲降低、多囊卵巢综合征、子宫肌瘤、子宫内膜异位症等）。

- 应激激素水平居高不下。您可能在家庭、事业（如父母、伙伴关系、朋友）之间疲于应付。

- 饮食不良。摄入太多的精制碳水化合物、反式脂肪酸可导致体重增加、消化系统问题等。

- 毒素累积。毒素暴露时间越长，肝脏的工作效率越低，这意味着毒素会在人体内（一般在脂肪细胞中）累积。

- 甲状腺功能减退。甲状腺功能会在生活重压之下或怀孕期间减退，从而导致新陈代谢减缓、能量水平降低，减肥也变得更加困难。

- 消化系统功能受到影响。消化系统功能会受到不良饮食、毒素和压力的影响。

该阶段您可能尚未出现任何症状，但您的修复能力开始减弱。您可能会注意到自己的精力、体重和性欲都开始发生微妙的变化。

35～52岁

35岁以后，情况变得复杂起来。此时您已正式进入围绝经期，这意味着您的卵巢功能即将开始衰退。

- 排卵越来越不规律，黄体酮水平开始急剧下降。虽然雌激素水平也会同时降低，但是幅度较小，所以它更有可能处于优势地位。这会引发一系列症状，包括经前期综合征、月经不规律、情绪波动、焦虑、失眠、关节疼痛、精力不足、健忘、脑雾、潮热、夜间盗汗、阴道干涩、性欲低下、尿路感染、子宫肌瘤。

- 您的应激激素可能已经处于较高水平，以致出现疲劳、超重、焦虑、失眠、情绪化等症状。

- 您的甲状腺可能已处于疲于应付状态，以致出现疲劳、抑郁、肥胖、便秘、反应迟钝、畏寒。还可能出现脱发、指甲变脆等症状。

- 您体内可能已经累积了大量毒素，这给肝脏增加了负担（由于这些毒素很难正常排出，它们会留在体内继续循环）。

- 为了保持精力，您的日常饮食往往以满足能量需求和提高血糖为主，如咖啡、碳水化合物、含糖零食，而这绝非有益的选择。

- 消化系统和免疫系统功能开始减退，如出现食物不耐受、肠漏、频繁感染、消化不良症状。

- 炎症和氧化应激加重，两者都有可能增加患慢性疾病的风险。

对于该年龄段的人而言，生活可能面临较大的挑战。有人能平稳度过，有人却处于水深火热之中。如果您是后者，可以试着进行饮食和生活方式的调整。

52岁以后

女性正式进入绝经期（月经完全停止1年以后）的平均年龄约为52岁。此时卵子已经排尽，这意味着您的荷尔蒙水平不同以往了（这其实没什么大不了，只要身体仍然健康，荷尔蒙变化不足为虑）。

- 性激素（如雌激素、黄体酮、睾酮）通常处于较低水平。这会导致皮肤干燥、皱纹出现、阴道干涩、性欲低下、体重增加、骨骼和心脏健康状况恶化、认知能力下降、潮热、夜间盗汗、关节疼痛等问题。

- 压力因素。如果您的工作强度较大，同时面临婚姻、家庭、父母年迈和其他心理压力（如丧亲），这一阶段更可谓压力重重，这会加剧绝经期不适的症状。

- 新陈代谢减慢。甲状腺反应迟钝和肌肉组织的自然减少会进一步减慢新陈代谢，导致疲劳和脑雾加重，及/或体重增加。
- 长期的不良饮食和生活习惯可能正在产生危害，如增加患糖尿病、心脏病、骨质疏松、关节炎、痴呆症和癌症等慢性病的风险。

许多被误认为是年龄增长引发的症状，如疲劳、关节疼痛、焦虑、失眠、体重增加、性欲低下等，其实都是荷尔蒙失衡的结果。如果您尚未注意到自己的饮食和生活方式问题，那么是时候引起注意了！随着年龄的增长，持续的荷尔蒙失衡会增加您患各种慢性病的风险。

所以，是时候直面问题了。毫无疑问，随着年龄的增长，年轻时能够轻松应对的事情如今却已无力招架。例如，您在20多岁时，根本不会担心吃下一块巧克力蛋糕的后果。

但只要您知道如何有效地呵护自己，仍然可以偶尔放纵一下，确保35岁以后的日子依旧可以快乐、幸福地度过。

> **绝经期和围绝经期**
>
> 女性在末次月经一年后，正式进入绝经期。而围绝经期是进入绝经期前的过渡阶段，最早可以始于 35 岁。

何为荷尔蒙平衡

◆ 荷尔蒙的交响乐

各种荷尔蒙在一个极其复杂的环境中共同运行，它们彼此交流，任一种荷尔蒙会受到其他一种或多种荷尔蒙失衡的影响。

例如，如果有一段时间您感到压力巨大，您的甲状腺功能和雌激素的分泌都可能受到影响。同样，雌激素过量也会抑制甲状腺和肾上腺功能的发挥。

我们可以将荷尔蒙比作乐队中的乐手。当它们一起演奏时，可能产生美妙的音乐，也可能产生噪声。乐手们需要协调配合才能产生和谐的音乐。如果有一个或多个乐手走调、音调过高或过低，那么乐队整体发出的声音便不再和谐。虽然我们希望听到的是美妙的交响乐，但实际听到的却是噪声。

◆ 荷尔蒙平衡的表现

当荷尔蒙失调导致的各种症状逐一显现时，您会很容易忘记过去的感觉。对于我而言，真正的荷尔蒙平衡意味着：

- 有足够的精力完成工作、锻炼，晚上有劲头偶尔消遣一下；
- 有信心穿上自己买的漂亮衣服；
- 整月保持快乐、平静和乐观的状态——除非日历提醒自己，否则甚至会"忽略"生理期的到来；
- 容光焕发，皮肤、头发和指甲都处于健康状态；
- 每晚都能进入深度恢复性睡眠；
- 思路清晰、注意力集中、记忆力好。

荷尔蒙平衡也意味着您出现严重荷尔蒙相关问题及其他慢性健康问题的风险较低。

这些听起来是不是有点像天方夜谭？

过去我也这么认为，当我受到荷尔蒙问题困扰时，我一度认为这只是衰老导致的，我必须学会忍受。实际上，改变这一切并不像您想象的那么难，这正是本书的主题。

结论

- 人们对荷尔蒙存在误解并低估了其影响！

- 荷尔蒙控制着人的样貌、感受、思维和行为。

- 了解体内的关键荷尔蒙及其作用很有必要。

- 荷尔蒙失衡可能出现在青春期之后的任何年龄段。

- 让荷尔蒙系统备受挑战的围绝经期是指从生育期到绝经期的过渡阶段（平均年龄为35～52岁）。

- 荷尔蒙协调配合时可演奏一曲美妙的交响乐。

- 荷尔蒙平衡是完全可以实现的。

第二章

● ● ● ● ●

荷尔蒙失衡测验

首先，您需要确定自己是否存在荷尔蒙失衡。

或许您认为自己还年轻，或者医生告诉您没有什么问题（也可能像我的医生一样，开点抗抑郁药了事）。但通过症状观察，您可能会惊讶地发现，这些症状竟然都是荷尔蒙失衡造成的。

我们在第一章介绍了女性35岁以后荷尔蒙失衡可能引发的症状。如果您希望了解自己的荷尔蒙失衡状况，建议进行本章的荷尔蒙失衡测验，并根据结果阅读相应的章节。

设计该测验并不是为了诊断，而是为了判断您是否存在荷尔蒙失衡，以及荷尔蒙平衡方案（营养与生活方式四步法，详见第七章）对您是否适用。但如果您患有严重疾病或者希望做专业检测，以制订个性化诊疗方案，建议您寻求专业医生的帮助。

您会发现，身体不同部位的症状可能是相同的，而某些症状可能涉及全身多个部位。这很正常，因为不同荷尔蒙之间相互影响，一种荷尔蒙失衡会影响其他荷尔蒙。荷尔蒙失衡通常有主次之分，一般只需解决主要失衡的荷尔蒙问题，其他部位的问题即可迎刃而解。但如果出现症状交叉的复杂情况，您就可能需要同时解决多种荷尔蒙失衡问题。

荷尔蒙失衡测验

请针对下列症状打分，分值为0～3。其中，无此症状记0分，症状轻微或偶尔出现记1分，症状中度或经常出现记2分，症状严重或频繁出现记3分。

◆ 第一部分　皮质醇

精神萎靡/感到压力大

白天精力不济

睡眠质量差

焦虑

精神紧绷、无法放松

情绪波动、易怒

性欲低下

不孕

腹部脂肪堆积

嗜盐、嗜糖

频繁感冒或感染

◆ 第二部分　胰岛素

腰臀比（腰围除以臀围）>0.8

下午犯困

"饥怒"（因饥饿而发怒）

进食前头晕、易怒

凌晨失眠（3～5点醒来后无法再入睡）

经前期综合征

口渴、尿频

嗜糖等精制碳水化合物

◆ 第三部分　甲状腺激素

整日疲劳

体重增加

抑郁

焦虑

皮肤干燥、身体水肿、指甲变脆

脱发

性欲低下、不孕

手脚冰冷

脑雾、健忘

经前期综合征

眉毛外侧1/3稀疏或脱落

便秘

高胆固醇血症

甲状腺疾病家族史

◆ 第四部分　雌激素水平偏低

潮热、夜间盗汗

皮肤干燥、瘙痒

阴道干涩

皱纹深嵌

健忘、脑雾

性欲低下、性交疼痛

悲伤流泪

情绪波动

体重增加（主要集中在腹部、臀部和大腿部）

◆ **第五部分　雌激素水平偏高（或黄体酮水平偏低）**

乳房压痛

月经量大、痛经

水潴留

情绪波动

痤疮

焦虑

子宫肌瘤、多囊卵巢综合征、子宫内膜异位症

您可以将各部分的得分记录在笔记本上。在饮食和生活方式改变后，您可以重新测验，以了解症状的改善情况。

如果您在某一部分出现了三种及以上症状，那么很可能存在荷尔蒙失衡。

如果您的症状集中在第一部分，请跳到第三章，阅读皮质醇相关内容。或者直接跳到第七章，阅读荷尔蒙平衡方案，了解其应对措施。

如果您的症状集中在第二部分，请跳到第三章，阅读胰岛素相关内容。

或者直接跳到第七章，阅读荷尔蒙平衡方案，了解其应对措施。

如果您的症状集中在第三部分，请跳到第三章，阅读甲状腺激素相关内容。或者直接跳到第七章，阅读荷尔蒙平衡方案，了解其应对措施。

如果您的症状集中在第四或第五部分，请跳到第三章，阅读雌激素相关内容。或者直接跳到第七章，阅读荷尔蒙平衡方案，了解其应对措施。

如果五个部分中的症状您都有所涉及，请立即开始实施荷尔蒙平衡方案！

需要医疗手段干预的情形

本书仅涉及荷尔蒙失衡的一般症状，如果您出现了以下特定症状，请务必寻求医疗帮助。

◆ 疼痛

· 所有的持续性疼痛，尤其是严重疼痛，以及头痛、腹痛、胸痛等。

· 老年人及/或风湿病患者出现眼部或太阳穴部位疼痛，且伴有局部压痛。

· 12个月以内膀胱炎发作3次以上。

◆ 出血

· 痰、呕吐物、尿液或大便中带血。

· 呕吐物中出现咖啡渣样物。

· 大便颜色发黑，呈柏油样。

· 非月经性阴道出血（经间期出血、绝经后出血或妊娠期出血）。

· 妊娠期阴道出血并伴有疼痛。

◆ 心理问题

· 重度抑郁症（有自杀念头）。

· 幻听。

· 妄想。

· 异常行为。

◆ 持续性症状

· 呕吐及/或腹泻。

· 口渴。

· 排尿增加。

· 咳嗽或声音嘶哑。

· 无法治愈的酸痛。

· 不明原因的体重下降（每周下降0.5 kg或以上）。

◆ 突发症状

· 呼吸困难。

· 面部、嘴唇、舌头或喉咙肿胀。

· 嘴唇发青。

· 意识丧失。

· 失明。

· 抽搐。

· 不明原因的行为改变。

◆ 功能障碍

· **吞咽困难。**

· **呼吸困难。**

◆ 改变

· **排便习惯改变。**

· **皮肤病变或痣（大小、形状和颜色）出现改变，抑或痣出血、瘙痒、疼痛。**

◆ 其他情形

· **面色苍白。**

· **出现不明原因的肿胀或肿块。**

· **颈部僵硬并伴有发热。**

· **不明原因的发热，尤其是持续性发热或反复发热。**

· **皮肤出现棕色斑块。**

认清现实与理想的差距

如果您刚刚完成荷尔蒙失衡测验，发现自己确实存在一种（或多种）荷尔蒙失衡，请进一步思考荷尔蒙失衡是如何影响您和您的生活的。

我要求您进一步思考的原因是它确实有助于您了解自己的起点（症状）在哪里，这样才能确定您希望抵达的终点（治愈）。

所以，请花点时间思考下列问题：

- 您是否自信心不足？
- 您是否因疲劳而无力做事？
- 您的人际关系是否受到了情绪影响？
- 压力带给您哪些感受？
- 脑雾是否影响了您的工作？
- 您有令人尴尬的潮热症状吗？
- 您的生活是否受到了其他症状的影响？
- 这一切给您带来了哪些障碍？

请再花点时间思考自己希望抵达的终点。如果您还没有明确目的地，就很难知道自己要去哪里以及何时到达！

所以，请继续回答下列问题：

- 您期待拥有什么样的身材？
- 您希望自己拥有什么样的感觉？
- 这会对您的生活产生哪些影响？
- 这会促使您采取哪些行动？
- 这会使您成为什么样的人？

正是最后这个问题深深触动了当时的我。我不想再做坏脾气妈妈了，我要成为有趣的好脾气妈妈！

如果您现在所处的位置和终点之间存在距离，那么您所需要的只是一些与荷尔蒙相关的知识和支持。

最强大的理由

理由是促使人们成功实施各种方案（以及任何涉及培养新习惯的方案）的关键因素之一。当事情变得艰难时，人们很容易忽略这一点。例如，您今天的工作状态很差，和别人吵架了，抑或没有精力继续坚持工作。当遇到这些问题时，您需要一个强大的理由来激励自己。

约翰·杜兰特（John Durant）在其著作《原始饮食法宣言》（*The Paleo Manifesto*）中指出，"健康的生活方式需要解决两个问题：一是知道何为健康的生活方式，二是知道如何践行健康的生活方式。学界将重点放在了第一个问题上，却忽略了第二个问题——激励人们去践行健康的生活方式。所以，基于还原论科学的饮食文化对于大多数人而言毫无意义。维生素本身并不会叫人起床。我们的饮食观念中缺少某些东西，不是大量的营养物质，而是更深层次的东西：意义。只有明确了意义，这种饮食才能最终转变为生活方式。所以，要找到您所选择的饮食方式背后的意义。"

那么，您为什么要选择调节失衡的荷尔蒙呢？我们需要一个更深层次的原因。因为只有强大的理由才能支撑我们改变自己的生活，尤其是饮食和生活方式。现实中有太多因素使您无法做出改变，生活总会制造麻烦（当您压力大、心情差或疲惫不堪时，很难吃得健康），别人也未必能一直帮助您。所以，您必须为自己找到一个足够强大的理由，才能具有坚持己见的动力。

您的理由是什么

答案可以分为多个层次，例如：

答案1——"我不想总是感到疲惫了。"

为什么？

答案2——"我希望有更充沛的精力，白天完成更多的工作。"

为什么？

答案3——"我想自主创业。"

为什么？

答案4——"我想做自己真正喜欢并能帮助他人的事情。"

为什么？

答案5——"我希望我的家人能够以我为傲，希望我的生命有价值。"

为做出改变找一个充分的理由并不是一蹴而就的事情。您想做出改变吗？这个理由就是您要寻找的东西，它能使您在想放弃时坚持下去。

确定自己的理由后，请将它记在笔记本上。然后列出一个事件清单，其中包括50件可以通过平衡荷尔蒙而受益的事件。每当出现疏漏或者生活不如意时，请拿出这个清单鼓励自己，然后重新开始。

坦率地说，我践行荷尔蒙平衡方案的动机十分自我。我酷爱旅行，想在更多的地方留下自己的足迹，为此我需要无限的精力和热情。我希望自己的退休生活能在美妙的旅途中度过！这就是我需要保持健康的真正目的。如果我筋疲力尽又情绪不佳，那么我的旅行计划只能化为泡影（我也无法更好地陪伴我的伴侣了）。

如果您缺乏做出改变的动力，那么很难改善自己的健康状况，所以请重新审视上述问题，直至找到您的答案。

▍您的主要目标

在明确自己的理由之后，可以围绕该理由制订一些诱人的阶段性目标，并将它们列在笔记本上。

结论

确定自己体内可能失衡的荷尔蒙：

- **皮质醇**；

- **胰岛素**；

- **甲状腺激素**；

- **雌激素**；

- **上述全部。**

明确您需要解决的主要问题，制订并写下您的远大目标！

第三章

· · · · · ·

人体内的四大荷尔蒙

　　人体内存在大约100种荷尔蒙，而人的样貌、情绪、思维和行为主要受其中的4种支配，我将这4种荷尔蒙称为"四大活跃分子"（如图3-1所示），因为它们实在难以控制，尤其是对于35岁以上的女性而言。我们需要小心地呵护它们，一旦它们发生紊乱，将破坏减肥成果、减缓新陈代谢并降低能量水平。

　　我们将对这四大荷尔蒙进行详细介绍。

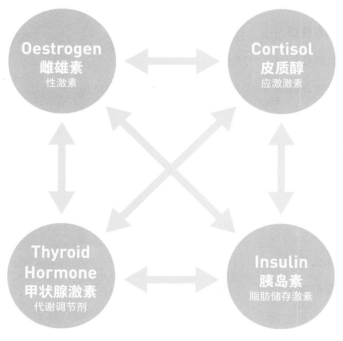

图 3-1　人体内的四大荷尔蒙

皮质醇——应激激素

许多应激（即心理学中的压力）相关问题背后都有皮质醇的身影。皮质醇（应激激素）可以维持人体生理功能的稳定，所以它极其重要！皮质醇由肾上腺分泌，它能使人早上醒来，白天保持清醒，并帮助人类应对各种危险或威胁。

在穴居人时代，应激激素可以帮助人类从狮口逃生或度过饥荒。此时人的"战或逃"反应会发挥作用——大脑向肾上腺发出信号，促使其分泌肾上腺素（使人兴奋）和皮质醇（使人保持高度警惕）。

这些激素可以：

· 提高血糖水平（使人快速逃脱）；

· 刺激胰岛素的分泌（促使糖进入肌细胞）；

· 升高血压，使氧气更快到达肌肉（使人快速逃脱）；

· 调动腹部储存的脂肪，在受到攻击时保护重要器官（同时快速补充能量，使人快速逃脱）；

· 分解肌肉和骨骼，损伤皮肤，制造更多的糖（使人能够快速逃脱）；

· 抑制免疫功能（人在逃脱时，抗感染已不是首要任务）；

· 抑制消化功能（当生命安全受到威胁时，消化问题显得不那么紧迫了）；

· 抑制生殖功能（降低性欲——谁会在受到攻击时产生性冲动？）。

以上是应激激素的主要作用/影响。当您被狮子追赶时，分泌应激激素是一种重要的救命机制。但如果您只是遇到了交通堵塞或者感到无所适从，这套机制就不那么有效了！

当然，我们需要维持"战或逃"反应，以应对突发的危急状况。但在当今社会，触发"战或逃"反应的往往是现代生活压力，如苛责的上司、各种工作最后期限、复杂的人际关系、交通堵塞、养育问题、金钱焦虑等。"战或逃"反应的救命机制在这些情形下的帮助甚微。

　　不幸的是，大自然只赋予了人类一种应激反应，即"战或逃"反应，它是为了人类生存而进化出的一种机制。我想造物主也不曾料想，人类如今会生活在科技环绕、工作高强度等现代生活的重压之下。

　　人类的大脑是一个精妙的器官，但它无法区分真正的危险（如狮子追赶）和人类感知到的"危险"（如交通堵塞）。因此，无论是哪种情况，身体都会做出像濒临死亡威胁般的应激反应。

◆ 进化后的应激反应会引发问题的原因

　　在原始时期，应激反应只是一种临时反应，一旦从狮口逃脱或杀死狮子，人类就可以进入洞穴休息，恢复体力了。但现代人类无法逃避无休止的生活压力，换言之，如今的我们缺乏休息和恢复体力的时间。

　　那些作为能量被调动起来、帮助人体对抗或逃离应激源的糖并未被耗尽（除非您每天下班后都去参加自由搏击），剩余的糖会以脂肪的形式储存起来（通常储存于脂肪容易堆积的腹部）。

　　皮质醇拥有最高的优先级。当人处于危险状态时，体内储存的用以供给以下系统的能量都会转而支持生存机制，这意味着人体内的能量暂时不会用于：

- **消化过程**——重要营养物质的消化和吸收；
- **脂肪消耗**——燃烧脂肪获取能量，加速新陈代谢；
- **免疫功能**——对抗感染和毒素；
- **性激素的分泌**——影响生殖功能、月经周期、性冲动、骨骼健康等。

　　自穴居人时代以来，人体的各个系统不断进化，但是肾上腺的应激反应却没有变化。

◆ 应激源

人在琐事缠身时会产生不知所措的感觉，这是一种应激。但并非只有那些显而易见的事务会给身体带来压力，现实世界中还存在许多我们未曾意识到的潜在应激源（如图3-2所示），比如：

- **躯体应激**——创伤、疾病、事故、手术、衰老、过敏、炎症、饥饿等；
- **情绪应激**——悲伤、愤怒、内疚、缺乏安全感、缺爱、恐惧、焦虑、孤独、不知所措、抑郁、人际关系烦恼等；
- **饮食应激**——酒精、咖啡因、糖、反式脂肪酸、精制碳水化合物、食品添加剂、缺乏营养的食物等；
- **药物应激**——抗炎药、抗酸剂、避孕药、他汀类药物等；
- **环境应激**——污染、化学毒素、极端温度、噪声等；
- **生活方式应激**——抽烟、久坐、过度锻炼、睡眠不佳、倒班工作等。

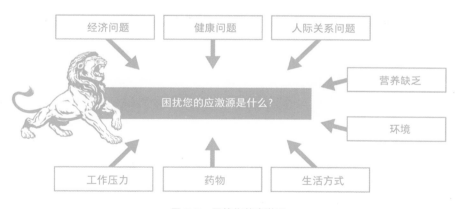

图 3-2　困扰您的应激源

◆ "好"的压力

请不要误会，生活中存在适度的压力其实是件好事。人类需要应激反应来保持清醒和兴奋，适度的压力还有助于身体适应环境、增强免疫力并修复组织，促使我们每天早上醒来（这一点相当重要）！锻炼是应激反应有益健康的一个典型例证。人在锻炼时肌肉会被"分解"，这使身体处于应激状态，此后，身体会修复受损的肌肉，以充分应对人的下次肌肉受损。这是一种巧妙的进化过程，不是吗？但该过程只在锻炼者中场休息时才会发生，身体会利用这段时间修复肌肉并使其更强健。

肾上腺素和皮质醇可使人处于兴奋和警觉状态，但这种状态不应持续太久，因为如果身体在警觉状态后得不到休息和修复，这些荷尔蒙就会使人精疲力竭。所以，坐过山车会很爽，但如果一直坐，结果就不妙了。身体需要足够的休息和修复才能更好地迎接下一次冲击。

◆ 压力的危害

原始人的应激反应会在逃离狮口或杀死狮子后自行消退，荷尔蒙水平随后也会恢复正常。这是人体为了自身生存而巧妙进化出的正常生理反应，且极其重要。但应对现代生活压力的过程则较为复杂，例如，您无法逃避自己的上司，也不能将惹恼自己的人"干掉"，所以，很多压力都无法得到有效的缓解。

无论您是在家庭、事业和人际关系中疲于应付，还是出现了情绪问题，持续的压力都会导致您的皮质醇水平长期居高不下。此时，皮质醇取得了优势地位，开始"肆意妄为"。其他荷尔蒙则开始"胡闹"，并引发各种症状（乐队出现了噪声）。

您的压力是否比以前更大

随着年龄的增长，您生活中的压力也与日俱增。

1. 生活本身就是压力重重，您可能：

- **在工作中升任更高的职位或者经营了自己的事业；**
- **有孩子，而且孩子很可能正处于青春期；**
- **遇到了人际关系问题；**
- **父母年迈，出现了健康问题或需要您护理；**
- **失去了亲人；**
- **遇到了债务等经济问题；**
- **感到孤独；**
- **健康出了问题；**
- **感觉壮志未酬（中年危机）。**

2. 您的荷尔蒙工作效率和抗压能力降低，无法像以前一样处理压力。
3. 您的荷尔蒙水平在围绝经期剧烈波动，给身体增加了额外的压力。

常见症状

焦虑不安/不堪重负——压力大常被误认为是忙碌造成的。实际上，压力大与忙碌无关，而与您应对压力的方式有关。如果您感到不堪重负，疲于应对各种事务，并且发现自己很难冷静下来，说明您正处于高度紧绷状态。如果您无法消除应激源，皮质醇水平就会长期居高不下，您就会感到疲惫不堪。

脾气暴躁——皮质醇能够干扰大脑的生化过程，使人瞬间变得愤怒、急躁和不耐烦。如果您对所有人都怒气冲冲，甚至仅仅因为前面的人走路缓慢就有将其"干掉"的冲动，这就是皮质醇失衡的信号！

情绪波动——如果您感到自己缺乏起床动力，找不到生活的乐趣，或者发现自己无明显原因地流泪，说明皮质醇可能已经扰乱了您的神经递质。不少研究表明，压力是与抑郁和情绪波动有关的。

腹部赘肉——无论尝试何种节食方式，抑或做多少运动，您是否都无法减掉腹部的"游泳圈"？如果您存在荷尔蒙失衡问题，那么无论您多么努力，都是无法成功减肥的。腹部脂肪中的皮质醇受体数量比身体其他部位细胞中的多4倍，而且皮质醇还能刺激食欲。当您需要能量逃离狮口时，糖等碳水化合物能起到至关重要的作用。但当食物能够轻易而稳定地获得，又无须面临狮子的威胁时，您摄入的过量的糖就会以脂肪的形式储存起来。摄入糖等碳水化合物后，血糖飙升会引起胰岛素（您的"脂肪储存激素"）水平升高，高水平胰岛素又导致血糖骤降。此时您对饼干、糕点或巧克力棒的渴望会达到无法控制的程度。于是，令人精疲力竭的恶性循环开始了……

精力不足——皮质醇水平偏高或偏低都会影响人体的能量水平。如果皮质醇水平过高，而您又长期处于压力之下，那么您的血糖很难保持正常，而当血糖水平下降时，您会感到疲劳，这一过程通常发生在下午，这时人会对高糖食物产生渴望。您是否也想在下午来一块蛋糕或巧克力？究其原因，是您的身体正向您发出强烈的信号："赶紧喂我吃糖，否则我就让你犯困！"如果您的皮质醇水平过低，您早上甚至可能起不了床，并且一整天都感到精疲力竭。

睡眠质量差——白天的压力会扰乱人的睡眠模式。如果您熬夜查看电子邮件、登录社交媒体，工作到深夜，那么当您需要休息时，会发现很难让大脑停下来。另外，您还可能会在凌晨3点醒来，这是您偏低的血糖水平刺激皮质醇分泌导致的。早上当您从昏昏沉沉中醒来时，您需要咖啡或者含糖麦片恢复精力。于是，又一个血糖恶性循环开始了！

焦虑——皮质醇会加重焦虑。如果您处于紧绷状态，时刻准备应对即将来临的死亡等危险，您的思维也会处于过度活跃状态，可能表现为担忧、恐惧、紧张或恐慌。当然"好"的压力（如跳伞）也会刺激人达到兴奋状态，但随后都应伴随着休息和修复的过程（您不会一直跳伞）。

脑雾或健忘——在压力状态下，许多人会出现脑雾或健忘（记忆力减退）的症状。例如，在参加考试或接受采访时，人容易因压力（紧张）而忘记一些重要的事情。皮质醇会扰乱您的神经递质。如果您处于围绝经期，情况会变得更糟。

消化问题——在遇到压力或感到焦虑时，您是否会出现肠胃不适？肠道内的神经细胞数量比大脑中还要多——这也是人有"直觉①"的原因。人能感受到情绪和压力，也是肠道神经细胞的功劳。但如果情绪和压力在这一区域被持续"接收"到，就会严重影响您的消化功能。当您面临狮子的威胁时，皮质醇会使消化功能等大部分功能暂时"休眠"。所以，有些人在演讲前会感到"心慌"、恶心甚至腹泻，而持续的压力会导致长期消化不良。

频繁感冒或感染——为什么您刚准备放松或度假，感冒或感染就找上门了？皮质醇水平偏高不仅会迅速消耗您体内储备的维生素C、B族维生素和必需矿物质，还会使免疫细胞减少，使您更容易受到感染。

性欲低下及/或不孕——难道压力和生殖功能也有关系？它们看上去似乎风马牛不相及，但皮质醇对性激素确实有抑制作用，所以您对自己伴侣的兴趣可能甚至不及巧克力棒。皮质醇和性激素具有同一种激素前体（孕烯醇酮）。在压力状态下，孕烯醇酮会更多地转化为皮质醇而非性激素（如前文所述，当我们需要逃离危险时，皮质醇的优先级高于性激素）。皮质醇还会提高催乳素的水平，而催乳素水平过高会阻碍排卵。此时性激素的优先级较低，睾酮和性欲会因此骤降，更不必说受孕了。这是身体的一种保护机制，

---

① 译者注：英文中的"gut"既有"肠道"的意思，又有"直觉"的意思。

因为它不希望您将一个孩子带到充满"危险"的世界。

经前期综合征——皮质醇和黄体酮之间存在"竞争"关系，所以人的压力越大，黄体酮的分泌量就越少。由于黄体酮负责平衡雌激素，因此，黄体酮水平下降会使雌激素处于优势地位，并引发经前期综合征（包括情绪激动、痛经、月经量大、乳房触痛和腹胀）。

潮热——皮质醇水平过高是触发女性绝经前后出现潮热、夜间盗汗症状的主要因素。

肾上腺疲劳——不同个体对持续高水平皮质醇的耐受性存在差异。有些人顶得住常年累月的巨大压力，有些人却因压力过大而出现肾上腺功能障碍或皮质醇"抵抗"。人之所以出现肾上腺功能障碍或皮质醇"抵抗"，是因为分泌皮质醇的肾上腺不堪重负，无法满足身体的需求，或者皮质醇细胞受体"疲惫不堪"而无法正常工作，从而使细胞对试图进入其中的皮质醇产生"抵抗"。

肾上腺功能障碍和皮质醇"抵抗"可迅速变得使人衰弱。皮质醇水平长期偏低可能导致极度疲劳、肌肉疼痛、频繁感染、消化不良和情绪低落，这种现象通常被称为"肾上腺倦怠"或"肾上腺疲劳"。肾上腺疲劳并不是传统医学领域公认的疾病，因为当前的治疗仅针对肾上腺功能的两种极端情况：皮质醇水平过高（库欣综合征的表现）和皮质醇水平过低（艾迪生病的表现）。这两种情况较为严重，需要立即接受治疗。而介于这两种极端情况之间的检测结果则被归为"正常"或"亚临床"状态，不进行医学干预。

然而无论皮质醇水平高低，"亚临床"状态都并非理想状态，不仅荷尔蒙可能失衡，还可能出现影响生活质量的虚弱等症状，此时您可能会疑惑身体出现了什么问题，或者您可能觉得没有人把您当回事。肾上腺得不到呵护还会增加患严重疾病（如慢性疲劳综合征、抑郁症、纤维肌痛、肠易激综合征、自身免疫性疾病、某些癌症等）的风险。

所以，为了保持荷尔蒙平衡，避免潜在的肾上腺疲劳，您需要将皮质醇控制在正常水平。

详情请参阅第三部分。

爱丽丝的故事

一位压力巨大的打工人的故事

爱丽丝是一位 47 岁的城市上班族，她来就诊的原因是感到压力巨大、筋疲力尽。她无法减掉腹部的赘肉，而且难以忍受衣柜塞得满满却无衣可穿的窘境。所以，我们需要找出她所有的应激源，使她的皮质醇和胰岛素重新恢复平衡。我为爱丽丝制订了 30 天荷尔蒙平衡方案，但仅仅用了 7 天，她就减掉了 1.4 kg 体重，精力也更加充沛了。此外，她的脑雾症状有所缓解，睡眠质量也得到了改善。在方案实施接近尾声时，她如是说：

"我曾经尝试过低热量饮食，但无法甩掉腹部的赘肉，因此我选择了这项30 天荷尔蒙平衡方案，希望能够摆脱窘境。这项方案简单易行，按照食谱做出的食物可口，且从未使我产生过饥饿感。有效管理压力和消除隐藏的应激源（我的是糖！）是我能够清除障碍成功减肥的根本原因。令人不可思议的是，我的体重在 30 天内减少了足足 4.5 kg！通过了解荷尔蒙的工作方式及恢复荷尔蒙平衡的方法，我现在已经能够完全驾驭它们，控制体重成为水到渠成的事情。"

结论

- **皮质醇的优先级最高。**

- **人体只存在一种"战或逃"反应。**

- **必须使皮质醇的"战或逃"反应暂时"休眠"，身体才能正常工作。**

- **压力过大可导致疲劳、脾气暴躁、肥胖、抑郁、思维模糊和嗜糖（还会**

降低性欲）。

- **皮质醇长期高水平可导致肾上腺疲劳及/或慢性疾病。**

划重点

1. **将自己放在第一位**——作为女性，我们往往忽略了自己。我们习惯于对所有人付出，唯独不知自己缘何受苦！

2. **优先休息和放松**——这意味着任何事情都不能占用您的放松和睡眠时间。为自己设立"杜绝电子产品日"，或者限制自己查看手机或电子邮件的时间。

3. **培养兴趣爱好**——如瑜伽、按摩、冥想、泡澡等使您感到愉悦的事情，确定后就去做！

4. **深呼吸**——您只需做腹部深呼吸就能降低皮质醇水平，是不是很简单？甚至在床上就能做！

5. **摆脱负罪感**——不少女性在自我放松时会产生负罪感，完全无须如此。如果您不进行自我放松，那么您周围的人都可能会因您的精神紧绷而无法放松！情绪也有传染性……

6. **滋养肾上腺**——您需要服用高质量复合营养补充剂来补充压力消耗的各种营养物质（如维生素 C、B 族维生素、镁、锌）。

7. **尝试草药**——包括红景天、南非醉茄、甘草、西洋参等（在使用任何草药前请务必向专业人士咨询），这些草药能够帮您恢复皮质醇平衡。

8. **控制血糖**——避免食用高糖食物，多吃血糖负荷低的食物，包括有机水果和蔬菜、坚果、某些肉类（如有机畜肉、鱼肉）和全脂乳制品。

9. **消除食物应激源**——加工食品、糖、植物油和各种潜在的引起不耐受的食物（如含麸质食物、乳制品、大豆制品）。

10. **避免咖啡因和酒精**——它们都会加重您的肾上腺的负担。

11. **能量不足时避免剧烈运动**——过度锻炼会耗尽您的储备能量，可以尝试慢走或瑜伽。

胰岛素——"脂肪储存激素"

您是否有过这样的经历：无论尝试何种减肥方式，或做多少运动，都无法减掉腰部的"游泳圈"？

胰岛素是造成上述问题的因素之一，它是一种能促进脂肪储存的荷尔蒙。人体离不开胰岛素，因为它能调节血糖水平。人的血糖水平需要维持在合理的范围内，否则就会危及健康，但不良饮食和生活方式可导致胰岛素水平过高，从而引发健康问题。

人在摄入含糖食物（不仅指甜食，也包含"复杂糖"——碳水化合物）时，胰腺会分泌胰岛素。当糖进入血液后，胰岛素会将多余的糖输送到肝脏细胞、肌肉细胞和脂肪细胞中，帮助葡萄糖进入细胞，从而使细胞获得能量。但肝脏和肌肉只会各取所需，其余的糖会被储存在脂肪细胞中备用。

简言之，一个人产生的胰岛素越多，储存的脂肪就越多；一个人摄入的碳水化合物（包括糖）越多，产生的胰岛素就越多。这便是高碳水化合物（高糖）饮食通常容易致人发胖的原因。

一勺糖的概念

迈克尔·伊迪斯（Michael Eades）博士在其博客中指出，正常人的（空腹）血糖不到 1 茶匙（约 5 g），而空腹血糖达到 6.25 g（1.25 茶匙）即被诊断为糖尿病。换言之，糖尿病的血糖含量仅比正常含量高 1/4 茶匙。

一份薯条约含 47 g 碳水化合物（相当于 47 g 糖），所以吃一份薯条意味着有近 10 茶匙碳水化合物进入血液。对于人体而言，将血液中的糖全部代谢完成已是一项艰巨任务，如果再来一大杯可乐，外加一个巨无霸汉堡或一份苹果派，想想您的血糖会有多高？！所以，如今的糖尿病大流行不足为奇。

在穴居人时代，储存脂肪是人类应对饥荒的重要手段，这些储存的脂肪能够在食物匮乏时派上用场。加之糖的来源有限（树上零星的浆果或者有限的蜂蜜），所以那时人类的血糖水平不会像现代人这样剧烈波动。虽然如今食物能够随时获取，但遗憾的是，我们的身体并未进化出相应的处理能力！

◆ 血糖"过山车"

人摄入过量的碳水化合物或处于巨大压力之下时，激增的血糖会刺激胰岛素的大量分泌。在胰岛素的强力作用下，血糖水平不久便会急速下降（低血糖），此时身体会产生强烈的进食渴望，如想吃饼干、点心或巧克力等。而且上述过程会不断循环！

如果将血糖的波动绘成图，其形状一定像狂飙的过山车（如图3-3所示）。然而人体真正需要的是涟漪一般的温和变化过程。

下列因素可以导致血糖"过山车"：

- **精制碳水化合物**——面包、意大利面、白米饭、米饼、饼干、蛋糕、点心等；

- **糖**——果汁、蜂蜜、甜酒、碳酸饮料、其他形式的糖（如龙舌兰糖浆、蜂蜜等）；

- **水果**——高糖水果，包括热带水果（如香蕉）、梨等；

- **果干**——与糖果没有区别；

- **不规律进餐（跳过某一餐）**——可导致低血糖；

- **酒精**——刺激皮质醇和胰岛素分泌；

- **人工甜味剂**——已被证实能够刺激胰岛素分泌，尽管它们并非"真"糖；

- **咖啡因**——尤其是空腹饮用；

- **压力**——可导致皮质醇水平的异常变化！

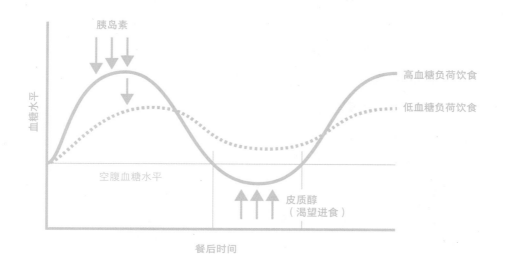

图 3-3　血糖"过山车"

◆ **血糖与压力的关系**

血糖低时，身体会向大脑发送应激信号，刺激皮质醇的分泌，从而使糖回到血液中。所以，即使您正在采取有效的低碳水化合物（包括低糖）饮食，如果压力过大，血糖水平仍然会出现"过山车"，导致身体疲惫，分泌更多的皮质醇，并使更多的糖进入血液，形成恶性循环。

◆ **胰岛素过量导致的问题**

然而，我们需要担心的不仅仅是脂肪储存的问题……

胰岛素过量还可能导致各种慢性疾病，包括：

· **肥胖症**

· **糖尿病**

· **炎症**

- 骨质疏松
- 阿尔茨海默病
- 甲状腺疾病
- 多囊卵巢综合征
- 子宫内膜异位症
- 消化系统疾病
- 癌症
- 心脏病

最重要的是，胰岛素过量还会加速人体衰老！血液中的糖可引起糖化反应，即糖附着在体内的蛋白质上，导致身体组织损伤和人体衰老。

◆ 常见症状

腰臀比高——对于女性来说，腰围与臀围的比值应控制在0.8以下。高于该值说明您体内的血糖可能已经失衡，体内出现胰岛素抵抗及患糖尿病的风险也会增加。

嗜糖等碳水化合物——血糖不稳定（血糖值频繁波动）的人会在血糖水平较低时渴望摄入糖等碳水化合物，使其恢复正常。但碳水化合物的摄入量越大，人的血糖水平越不稳定，从而陷入恶性循环。

凌晨失眠——饮食中的碳水化合物越多（或者白天压力越大），血糖水平在夜间下降的概率越大，进而会刺激皮质醇的分泌使人醒来。该现象通常出现在凌晨3点左右。您晚上是否喜欢喝一杯红酒放松自己，抑或在深夜吃巧克力？这些食物或许确实有助于入眠，但也会降低血糖，使您在凌晨醒来。

下午精力不济——下午3～5点通常是人希望小睡一会儿的时候，这是血糖水平低引起的倦怠，罪魁祸首一般是午餐时摄入的面包等碳水化合物。

经前期综合征——过量的胰岛素可引起雌激素水平升高，使人出现雌激素主导的症状，如情绪波动、身体肿胀、饮食渴望、乳房触痛、月经量大等。

头痛、易怒、颤抖、注意力不集中（可通过进食缓解）——血糖水平较低可导致大脑功能异常，但这些症状可通过进食缓解。

极度口渴及/或尿频——当血糖水平过高时，肾脏需要努力工作加速代谢，从而导致排尿频繁及/或异常口渴。

家族糖尿病病史——糖尿病具有一定的遗传性，但这并不等于无药可救。生活方式可对遗传基因表达产生巨大的影响。

所以，为了保持荷尔蒙平衡，避免造成潜在的健康问题，控制自己的血糖和胰岛素水平是非常重要的。

详情请参阅第三部分。

阿曼达的故事

一个嗜糖成瘾者的故事

45岁的阿曼达是3个孩子的母亲，她因无法减重来我处就诊。阿曼达自诉嗜糖成瘾，吃糖成了她每天的渴望。糖支配着阿曼达的生活，也使她的腰围失控。她的体重比正常值高出13 kg，且仍在持续增加中。她精力不足，感到身体沉重且无法运动。此外，阿曼达还受到脑雾和情绪波动的困扰，对生活重回正轨感到十分绝望。

在实施了30天荷尔蒙平衡方案后，阿曼达发现，自己吃的早餐思慕雪竟然能帮她支撑到午饭，她再也不必像以前一样，中途要靠饼干充饥了。午餐和晚餐摄入更多的脂肪和蛋白质，反而能更好地帮她平衡血糖，促进新陈代谢。

她不禁感慨：

　　"在遇到妮基之前，我曾经尝试过各种节食法，但无一例外都以失败告终。我根本抵挡不了巧克力和饼干的诱惑。当我实施了这项30天荷尔蒙平衡方案后，我惊讶地发现，我的饮食渴望消失了。我不敢想象，早上吃一份思慕雪能支撑到中午！当然，我还要注意一点，就是只吃身体需要的健康食物。这一切努力终于有了回报，我在30天内成功减重6 kg。现在的我已经养成了无糖饮食习惯，脂肪也在不断减少！"

结论

- 胰岛素是"脂肪储存激素"。
- 压力与胰岛素之间存在密切关系（相互会产生负面影响）。
- 过量的碳水化合物（包括糖）会使您的血糖水平像过山车一样大起大落（而且血糖"过山车"一旦坐上了，就很难下来）。
- 保持血糖稳定和控制胰岛素对荷尔蒙平衡和维持正常体重至关重要。
- 长期血糖"过山车"会使您患严重疾病的风险不断增加。

划重点

1. 从血糖"过山车"上下来——避免食用含糖加工食品。缓释碳水化合物对身体更为有益，如非淀粉类蔬菜、谷物（燕麦、糙米、藜麦等）和一些豆类。

2. 每餐摄入蛋白质——尤其是早餐。

3. 摄入脂肪以甩掉赘肉——脂肪能够减轻餐后胰岛素反应，从而降低碳水化合物的影响。

4. 限制酒精摄入量——酒精饮料含糖，而且人在摄入酒精后容易做出错误选择。

5. **按时进餐**——也不要吃太多零食。坚持每日食用低血糖负荷的三餐。

6. **多运动**——运动可以促进胰岛素高效发挥作用，减少人体的胰岛素需求。

7. **每天一茶匙肉桂**——肉桂被证明有助于调节血糖水平。

8. **保持放松和冷静**——皮质醇过量会使脂肪在腹部堆积，增加人疲劳及患糖尿病和癌症的风险。

9. **保证充足的睡眠**——研究显示，睡眠不足会增强饮食欲望。而且人在疲惫不堪和压力巨大的状态下，很难选择健康的饮食。

10. **服用营养补充剂**——镁、铬、锌、α 硫辛酸、维生素 D、黄连素和草药均有助于控制血糖（在服用任何新的营养补充剂之前，请务必咨询医生或其他医务人员）。

甲状腺激素——代谢调节剂

当听到有女性将自己的体重超标归咎于甲状腺问题时，甲状腺功能正常的人可能感到很奇怪。但甲状腺问题的确存在，且已呈蔓延之势，在35岁以上的女性中尤其普遍。如果您的甲状腺激素水平偏低，那么减肥将难于登天。相信我，因为我曾深受其害。

甲状腺激素对人体所有细胞的正常工作都起着至关重要的作用（每个细胞都有一个甲状腺受体），它类似于细胞的恒温器。甲状腺激素水平的高低可产生两方面影响：增强人的活力（促进新陈代谢，提高能量水平、体温和警觉性）或抑制人的活力（减缓新陈代谢，保存能量，降低体温并暂时"休眠"不必要的功能）。如果甲状腺激素无法正常发挥作用，就会造成严重影响，导致身体很多部位出现症状。

甲状腺功能减退比甲状腺功能亢进症更为常见，而且主要影响35岁以上的女性。遗传、妊娠及围绝经期的荷尔蒙失衡问题都对甲状腺提出了挑战。

甲状腺是一个蝴蝶形的小器官，位于颈部下缘。甲状腺激素的分泌受下丘脑-垂体-甲状腺轴的调节，如图3-4所示。

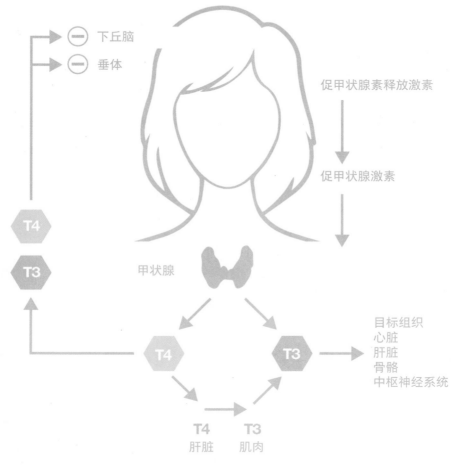

图 3-4　下丘脑－垂体－甲状腺轴

1. **促甲状腺激素**——由垂体产生。TSH的作用是刺激甲状腺产生T4和
   T3。当T4和T3水平过低时，下丘脑会收到身体需要更多相关激素的信
   息，并向垂体发出分泌甲状腺激素的信号。因此，TSH是评估甲状腺
   功能的首选指标（该指标偏高，说明身体试图对低水平甲状腺激素做

出反应，这意味着可能出现了潜在的甲状腺功能减退）。

2. T4——一种激素原，可转化为T3或反三碘甲状腺原氨酸（rT3）。

3. T3（三碘甲状腺原氨酸）——具有活性的甲状腺激素。游离T3一般在患甲状腺功能亢进症时偏高，在患甲状腺功能减退时偏低。

4. rT3（反三碘甲状腺原氨酸）——可降低能量水平。如果将T3比作油门，那么rT3就是刹车，它会阻止T3向细胞发出产生能量的信号，使身体在必要时降低能量水平。rT3偏高可引起甲状腺功能减退。

无论何种原因引发的T4-T3转化不良，或者rT3水平过高，都会导致您的甲状腺功能受损。因此，即使您的TSH水平正常，仍然可能出现甲状腺功能减退的症状。

以下是甲状腺激素的部分功能：

- **调节新陈代谢（消耗能量的方式和能量的来源），从而控制体重；**

- **促进脂肪燃烧，降低胆固醇；**

- **调节体温，促进能量（热量）的产生；**

- **为大脑功能（如记忆力、警觉性、情绪等）提供支持；**

- **为消化系统提供支持，促进肠道蠕动和肝脏排除毒素；**

- **为生殖系统提供支持，包括提高性欲和生育能力、保持经期健康；**

- **帮助免疫系统抵御感染；**

- **促进血液循环，为细胞提供氧气和营养物质；**

- **保持皮肤弹性；**

- **保持毛发和指甲健康；**

- **保持动脉畅通，降低胆固醇，调节血压；**

- **保持肌肉有力与柔韧、关节润滑、骨骼强健；**

- **预防体液潴留（如眼部肿胀）；**

· **预防头痛。**

综上所述，甲状腺激素缺乏可造成全身性影响。最重要的是，甲状腺激素紊乱会导致其他荷尔蒙紊乱。如果不加以干预及治疗，就无法实现真正的健康。

甲状腺激素的合成及其功能受到各种营养物质及肠道、肝脏、免疫系统和荷尔蒙整体健康的影响！

本书将重点探讨甲状腺激素水平偏低（甲状腺功能减退）引发的相关症状，因为这种失衡最常见。但甲状腺激素水平偏高（甲状腺功能亢进症）同样应引起重视，其症状包括心悸、突眼、高血压、夜间盗汗、腹泻、焦虑、体重减轻等。无论哪种情形，您都应当对这一问题有所了解，以便与医生进行充分沟通。需要注意的是，荷尔蒙失衡的许多症状具有相似性，所以您需要排查所有相关的荷尔蒙指标。

◆ 甲状腺功能减退的原因

桥本甲状腺炎

甲状腺功能减退的最常见原因（尤其是对于35岁以上的女性而言）是桥本甲状腺炎，这是一种自身免疫性疾病。患桥本甲状腺炎后，人的免疫系统会针对自身甲状腺产生抗体，阻碍其正常工作。桥本甲状腺炎可通过某些抗体指标检测确诊，但检测结果并非100%准确。

营养不良（包括采取低热量饮食）

T4和T3的分泌需要众多营养物质的支持。如果您的饮食中缺乏下文所示的任何一种营养物质，都可能无法分泌足量的荷尔蒙。甲状腺功能减退也会反过来影响消化系统功能，导致营养不良。

- **碘**——构成T4和T3分子不可或缺的营养素。缺碘通常表现为甲状腺肿大。如今缺碘现象比过去更为普遍。除非定期吃海鲜和海藻类食品，否则您摄入的碘可能不足。但相关研究对补碘的观点并不一致，因为碘摄入过量也会对甲状腺造成伤害。建议您咨询医务人员，并做相关检测，确认您是否需要补碘。
- **酪氨酸**——甲状腺激素分子中的"T"即酪氨酸的首字母。酪氨酸是一种氨基酸（由蛋白质分解而成），所以您需要摄入足量的蛋白质。
- **T4-T3转化所需的矿物质**——硒、铜和锌。
- **铁**——保证碘被有效吸收的必需营养素。
- **维生素A**——促进T3在细胞中发挥作用。
- **维生素C**——有助于调节甲状腺功能。
- **维生素D**——有助于调节免疫系统功能，降低抗体水平。

压力与胰岛素

皮质醇对甲状腺的影响既可能是正面的，也可能是负面的。皮质醇过量或不足都会影响T4-T3的转化。此外，皮质醇还能提高胰岛素水平，而胰岛素与甲状腺功能减退有关，这形成了一个恶性循环！

黄体酮水平偏低/雌激素水平偏高

雌激素水平偏高会增加甲状腺结合球蛋白，造成游离甲状腺激素的减少。黄体酮水平偏低也会带来不良后果，因为T4-T3的转化还需要黄体酮的支持。

食物不耐受

食物不耐受是桥本甲状腺炎的诱因之一。含麸质食物和乳制品是引发自身免疫反应的常见食物。研究显示，麸质敏感或乳糜泻与桥本甲状腺炎有关。麸质或乳制品敏感可造成"肠漏"等肠黏膜通透性问题，即未消化的食物大分子、细菌或毒素通过肠壁进入血液，对器官和组织造成损伤。甲状腺非常容易成为被攻击的对象，因为甲状腺组织的结构与麸质的结构相似，因此容易造成免疫系统的错误识别，在这种情况下，免疫系统会同时攻击甲状腺组织和麸质。

毒素

研究显示，大量的环境因素可对甲状腺激素等荷尔蒙（详见第四章）造成干扰。增塑剂、农药（杀虫剂）、重金属等化学毒素会阻碍碘的吸收，同时导致自身免疫反应的风险增加。

氯（可能源自自来水）、氟化物（可能源自牙膏）和溴（可能源自某些烘焙食品材料）暴露还会对细胞中的甲状腺受体造成干扰。

辐射

X射线暴露和放疗会抑制碘的吸收，从而阻碍甲状腺激素的合成。

食用致甲状腺肿大的食物

致甲状腺肿大的食物对甲状腺具有拮抗作用（食物中所含的致甲状腺肿大物质会抑制甲状腺对碘的吸收），这些食物包括大豆、小米、花生和未经加工的十字花科蔬菜（西蓝花、花椰菜、球芽甘蓝、卷心菜、羽衣甘蓝、芝麻菜、甜菜、水田芥等）。但有证据表明，只有大量食用未经加工的十字花科蔬菜，才会对甲状腺造成干扰，且食用烹饪后的十字花科蔬菜并不会产生不良影响。

怀孕

有些女性会在妊娠期或产后出现甲状腺功能减退。妊娠期胎儿对甲状腺激素的需求会随时间的推移而不断增加。有些女性妊娠期的甲状腺抗体水平会升高，从而损害甲状腺功能。

家族病史

甲状腺疾病具有较强的遗传性。

◆ 常见症状

肥胖——如果您体重超标，无论采取哪种饮食法都无法减肥，那么您的甲状腺可能是导致该现象的罪魁祸首。甲状腺功能减退意味着新陈代谢速度减缓——消耗的脂肪较少，储存的脂肪较多。甲状腺不够活跃会使减肥成为奢望，由此导致的身体能量水平较低，使人无力锻炼。

疲劳——持续性疲劳可能意味着甲状腺正在减缓系统运行速度以保存能量。即使您的睡眠质量较高，仍然会因甲状腺功能减退感到疲劳。而肾上腺应激可能使您无法拥有高质量睡眠，进而加重疲劳感。

情绪波动、焦虑或抑郁——研究人员早就发现，甲状腺功能减退与抑郁症和情绪波动有关。甲状腺激素可影响5-羟色胺水平，对脑细胞的摄氧量也有调节作用。

脑雾、健忘——脑细胞在缺乏足够能量时会降低大脑运行速度，进而导致思维模糊。此外，脑细胞上的T3受体数量是全身所有部位中最多的！

便秘——甲状腺功能减退会降低消化速度，导致腹胀和便秘。血液循环和新陈代谢减慢意味着细胞清除废物的速度下降，进而导致眼部等面部水肿。

畏寒——您是不是睡觉时也要穿着厚衣服和袜子？随着新陈代谢的减慢，系统的循环速度会相应放缓，人体（尤其是手脚）对寒冷的耐受性也会降低。

脱发、皮肤干燥、指甲变脆易脱落——这些症状通常是血液循环和新陈代谢减慢的结果。而眉毛外侧1/3脱落是甲状腺功能减退的另一个迹象（仅具有指示性）。

性欲低下、不孕——甲状腺激素对性激素水平具有调节作用。甲状腺激素水平不足会导致女性的性欲急剧下降，生育能力也会受到影响。此外，甲状腺激素还能促进"胆固醇-黄体酮"的转化，而黄体酮是健康孕育必需的荷尔蒙。

经前期综合征——甲状腺激素负责调节性激素和月经周期。甲状腺功能减退可导致月经失调、月经量大、痛经、水肿、头痛、情绪波动、疲劳等。

甲状腺功能减退导致的某些症状与应激激素或雌激素失衡引发的症状相似。这是因为肾上腺素、甲状腺激素和性激素的功能之间存在紧密的联系，其中一种可能会对另一种产生影响。因此，您需要明确所有症状，及时就诊并接受相关检测。此外，您应首先确保肾上腺健康，因为肾上腺如果出现问题，必须首先得到解决，否则一切都将是徒劳。

您可直接翻到第十章，了解公立机构和商业机构提供的具体检测项目。但遗憾的是，甲状腺功能减退引发的症状（如体重增加、抑郁和疲劳）往往被归因为衰老，未能引起足够的重视。所以，请不要相信"这一切只是因为您在变老"的说辞。如果您读到了此处，相信您已经明白，这种说法只是一个借口。

如果只希望做简单的居家检测，以了解自己的甲状腺功能是否减退，您可以尝试巴恩斯基础体温测试，这项测试需要连续6天采集您早上醒来时的体温（详情请参阅随附的"相关资源"）。将测试结果拿给医生，并描述您的具体症状，医生或可帮您判断。

无论您是否服用甲状腺相关药物，饮食和生活方式的改变都能为您恢复甲状腺功能提供帮助。详情请参阅第三部分。

菲奥娜的故事

桥本甲状腺炎和麸质敏感

菲奥娜是一名会计，42 岁。有一天她打电话给我，称自己很绝望。早在 10 年前，她的孩子出生后，她就被诊断为甲状腺功能减退。自那时起，菲奥娜一直在服用激素类药物。最初，药物的确能够缓解产后疲劳、体重增加和情绪低落问题。但在过去的一年间，她发现这些症状卷土重来。她的体重开始逐渐增加，身心愈发疲劳，情绪也长期处于低落状态。菲奥娜去看医生，医生告诉她一切正常，只是稍微增加了药物的剂量，但高剂量药物并未发挥作用。于是，她找到了我。我们开始研究她的甲状腺出现问题的原因。在给菲奥娜做检查时，我发现她体内的相关抗体水平升高了，她患了桥本甲状腺炎。此外，我还确定了菲奥娜出现过度免疫反应的根本原因——麸质敏感。在解决了该问题之后，她的甲状腺功能得到了显著改善。以下是菲奥娜的治疗心得。

"当甲状腺功能减退症状复发时，我很焦虑，以为只有不断增加药物剂量这一条路可走了。那种感觉就像黑暗中被人捅了一刀，恐惧又无助。后来妮基给我做了检测，我感到非常欣慰，因为检测结果使我们更深入地了解了病情，从而摆脱了对药物的长期依赖。在明确麸质是导致免疫系统攻击甲状腺的罪魁祸首后，问题就变得简单起来。我开始实施为期 30 天的荷尔蒙平衡方案，该方案的实施非常简单，只需无麸质饮食即可。同时，该方案还对其他失衡的荷尔蒙提供了有效的支持！我过上了无麸质生活，吃上了既美味又管饱的食物，终于能摆脱痛苦、喘一口气。至于成效，我成功减掉了 13 kg 体重，每天都精力充沛，而且心情平静又愉悦！"

结论

- 甲状腺激素是新陈代谢的"开关",控制着新陈代谢的速度。
- 在35岁以上的女性中,甲状腺激素水平偏低比偏高更常见。
- 压力会损害甲状腺功能,所以您需要为肾上腺提供支持。
- 甲状腺功能减退可引发各种症状,如疲劳、体重增加、抑郁、关节疼痛等。
- T4是活性T3的前体,您应对自己的T3指标有所了解。
- 常规检测往往不够充分,如果您有所担忧,可以选择更多检测项目。
- 只有确定造成甲状腺功能减退的根本原因,才有机会改善。

划重点

1. **脂肪对您有益**——脂肪是荷尔蒙和细胞膜的组成成分,所以您应在饮食中加入健康脂肪。

2. **杜绝加工食品**——烹饪时尽可能亲自下厨。

3. **补充蛋白质**——蛋白质可分解为氨基酸。酪氨酸(氨基酸的一种)是生成甲状腺激素的必需物质。

4. **限制糖的摄入量**——保持血糖平衡很关键,因为胰岛素过量会抑制您的甲状腺功能。应避免食用糖等碳水化合物,尽量多吃蛋白质和健康脂肪,以减慢糖的释放速度。

5. **避免食用"兴奋剂"和人工甜味剂**——咖啡因、糖和酒精会提高胰岛素和皮质醇水平,但对改善甲状腺功能毫无益处。人工甜味剂是一种干扰新陈代谢、损伤脑细胞的添加剂。

6. **食用巴西坚果**——巴西坚果含硒,每天食用5颗左右有助于改善甲状腺功能。

7. **杜绝麸质**——建议您连续几周坚持无麸质饮食,观察您的症状是否有所减轻。

8. **食用椰子油**——椰子油是一种由中链脂肪酸构成的脂肪，可促进新陈代谢，改善甲状腺功能。

9. **检测铁含量**——要求医生为您做铁蛋白检测，因为缺铁也可能会导致甲状腺功能减退。

10. **多晒太阳**——晒太阳有助于补充维生素 D，从而为甲状腺功能提供支持。如果您无法获得充足的阳光，建议服用维生素 D_3 补充剂。

| 雌激素——性激素

雌激素（更确切地说是三种雌激素）是女性的主要性激素，它赋予您女性的特质和魅力，女性的身材曲线、乳房和生育能力等均受雌激素控制。

无论您是否生育，从青春期到妊娠期，再到绝经期，雌激素对您的生活都产生着巨大影响。它不仅调节您的生理周期，还对您的骨骼、心脏、肌肉、大脑和关节健康起着重要作用。

但雌激素也可能产生不良影响。

在35~52岁的女性中，80%以上会因性激素水平的波动和月经周期的变化而出现相关症状，其中雌激素水平的变化最容易引发问题。

35岁以后，女性的生育能力开始下降。该年龄段女性的卵子储备量会从出生时的数百万个锐减到数百个，这意味着您的生育期即将结束。雪上加霜的是，女性在这一过渡期会出现荷尔蒙水平的剧烈波动和身体衰弱症状。

"我还年轻，还没到绝经期！"许多女性并未意识到自己的身体即将进入绝经期。她们或者尚未注意到相关症状（尤其是在未出现潮热的情况下），或者认为这些症状是其他荷尔蒙失衡引发的（如甲状腺功能减退或肾上腺应激）。

◆ 黄体酮水平下降

黄体酮是随女性年龄增长而水平下降的第一种荷尔蒙。当黄体酮水平的下降速度比雌激素快时，二者之间的平衡就会被打破、朝雌激素方向倾斜，这种现象通常被称为雌激素处于优势地位。黄体酮主要在排卵后产生，所以如果您不排卵（这在围绝经期经常发生），黄体酮的分泌量必然不足，雌激素便会处于优势地位。

黄体酮可防止子宫内膜过厚。所以，黄体酮水平偏低会引发月经量大、经前期综合征和痛经。此外，黄体酮可提高γ-氨基丁酸（GABA）的水平，减轻雌激素对大脑的刺激作用，因为γ-氨基丁酸是一种镇静荷尔蒙。因此，雌激素水平下降可能加重焦虑，影响睡眠。

◆ 雌激素水平偏高（黄体酮水平偏低）

在绝经前产生的所有雌激素中，雌二醇的功效最强。适量的雌二醇不仅对保持心脏、大脑、皮肤、骨骼和生殖健康至关重要，还能促进生长。雌二醇有助于细胞增殖，使子宫壁增厚，从而为受孕做准备。这也是过量雌二醇会导致癌细胞增殖的原因。

随着黄体酮水平的下降，雌二醇开始增多。过量的雌二醇可引发各种症状，尤其是月经相关问题，如痛经、月经量大、肿胀、乳房肿块或触痛、头痛。而且雌二醇水平长期居高不下，还会引发更严重的疾病，如子宫肌瘤、子宫内膜异位症、乳腺癌、卵巢癌等。

◆ 雌激素水平偏低

无论是围绝经期的雌激素水平降低，还是绝经后雌激素长期处于低水平，都会损害女性健康，引发潮热、夜间盗汗、阴道干涩、抑郁、皮肤干痒、皱纹增多、失眠、脑雾、健忘等症状。雌激素水平长期偏低有可能引发更严重的疾病，如骨质疏松、心脏病和认知能力下降。

◆ 睾酮同样不可忽视

对于女性而言，睾酮是经常被忽视的荷尔蒙，但它对于年长女性的健康至关重要。虽然睾酮的最大作用是产生性冲动（男性和女性均受其影响），但它同样能促进心脏、肌肉和骨骼所需的蛋白质的合成。女性在绝经期想要预防骨质疏松，保持肌肉和骨骼的强健至关重要。此外，睾酮还能调节血糖和胰岛素水平，促进大脑健康，保持专注力、警觉性和舒畅的心情。

◆ 其他因素

1. **压力**——皮质醇是人体内主要的应激激素，皮质醇失衡会严重影响其他荷尔蒙的功能。和黄体酮一样，皮质醇的合成来自孕烯醇酮（一种孕激素）。在压力状态下，人体会牺牲黄体酮而产生更多的皮质醇，这进一步巩固了雌激素的优势地位。如图3-5所示。在卵巢功能衰退以后，肾上腺将承受更大的压力以产生性激素。所以，压力会加重肾上腺的负担，进而影响性激素的分泌。

2. **毒素**——我们的环境中充斥着名为"外源性环境荷尔蒙"的化学物质。研究发现，环境荷尔蒙能够模拟人类的天然雌激素，造成雌激素水平的升高。常见的外源性环境荷尔蒙包括双酚A（BPA，常见于塑料制品中）、水果和蔬菜施用的农药等。

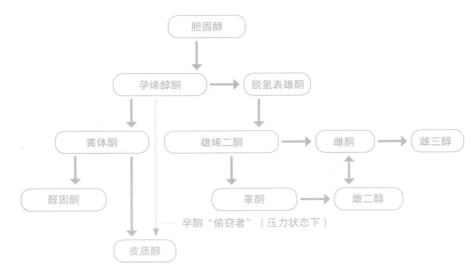

图 3-5　性激素代谢通路

3. **饮食**——以高碳水化合物（如高糖）或加工食品为主的饮食会导致胰岛素水平升高。而胰岛素不仅会刺激雌激素的分泌，还会诱发炎症。炎症可致人进一步患糖尿病、心脏病和癌症等疾病。此外，缺乏脂肪、蛋白质、维生素和矿物质的饮食还会影响荷尔蒙的分泌、储存、传输，及其毒素排出功能。

4. **肥胖**——脂肪细胞能引起雌激素水平升高。所以一个人的脂肪越多，产生的雌激素也越多。如果您已经绝经，雌激素水平升高并非坏事，因为此时身体需要更多的雌激素。但如果您尚未绝经，便不需要太多的雌激素供应。

5. **避孕药**——服用避孕药也会造成雌激素过量，它通过抑制排卵达到避孕的目的。但这也减少了黄体酮的分泌，增加了循环中的雌激素。

6. **消化不良、肝功能不良**——无法被妥善处理的雌激素只能继续循环，从而增加雌激素占优势地位的风险。

◆ 常见症状

雌激素水平偏低

潮热、夜间盗汗——身体可能会毫无征兆地变成一个炽热的"大火炉"。我虽然只有几次类似经历，但绝不希望再来一次。当与人交谈时，或在拥挤的房间里突然浑身燥热、大汗淋漓，脸上的妆容全部毁掉……没有什么比这更糟糕了。这种尴尬的场面，让人恨不得立刻逃离。有些女性每天都会经历好几次潮热，每次持续30秒到5分钟不等。有时潮热可持续一整夜，您会在汗水中醒来，并无法再次入眠！在科学界，潮热仍然是个未解之谜。研究证明，这是雌激素水平下降扰乱了大脑的体温控制中枢（下丘脑）造成的，而且压力大、焦虑、吸烟、饮酒或咖啡会使情况进一步恶化。

干燥——雌激素使人的皮肤柔软、光滑、有弹性。因此，随着雌激素水平的下降，皮肤可能发痒、干燥，出现鱼尾纹、老年斑和丘疹，阴道干涩（医学上所称的萎缩性阴道炎）在该阶段也较为常见。所以，雌激素水平下降不仅会降低人的性欲，还会造成性交困难和疼痛。

情绪波动、脾气暴躁——雌激素可以影响5-羟色胺、γ-氨基丁酸和多巴胺等使人愉悦的神经递质的合成。所以，当雌激素水平下降时，您的愉悦感会随之消失。该阶段受到的压力也会对情绪产生更大影响，因为皮质醇过量会扰乱大脑的正常生化过程，使人更易陷入抑郁状态。

体重增加——在围绝经期，您可能注意到自己的体重在持续增加（甚至飙升），而且主要集中在腹部和臀部，这便是可怕的"中年发福"。如果雌激素和皮质醇水平波动扰乱了大脑的生化过程，那么您的5-羟色胺水平可能偏低，从而使您对碳水化合物产生渴望。当您感到疲惫、情绪低落或脾气暴躁时，可能更想摄入精制碳水化合物作为安慰。此外，睡眠不足也会导致食欲增加。

女性的体重在围绝经期增加的另一个原因是，随着卵巢功能的下降，雌激素还可能源自脂肪细胞。所以，身体会倾向于储存脂肪，以便获得足量的雌激素，尤其是当您压力较大或饮食不合理时。

失眠——雌激素和黄体酮水平的下降会使您更难睡个好觉，导致白天更加疲惫、易怒。此外，夜间盗汗可能使您不得不半夜起来更换床单，睡眠也因此被迫中断。

健忘、脑雾——您是否经常出现以下情形：丢三落四、忘记别人的名字、记不起上周做了些什么、话说到一半忘词、思路不清晰、难以集中注意力等。大脑细胞中同样存在雌激素受体，而雌激素水平偏低会对脑细胞健康及其相关的记忆、情绪和思维都产生影响。此外，睾酮水平低下也会影响思维的敏捷性。

性欲低下、性交疼痛——雌激素处于正常水平是维持性欲的关键（这也是女性在排卵前后性欲强的原因）。雌激素水平低下会令人疲劳和愤怒，此时床笫之欢可能是您最不愿意考虑的事情。性欲低下是睾酮水平下降的表现，而阴道干涩是雌激素水平低下的表现。在这种情况下，您不会有兴致考虑男女之事。即便您坚持过性生活，也很难达到高潮。

关节疼痛、骨质流失——雌激素处于正常水平有助于促进骨骼的生成，还能调节体液水平，减轻关节周围的炎症和肿胀。

月经不规律——围绝经期也是卵巢结束其使命的时期。在此期间，卵巢正以特别的方式排出最后几个卵子，排卵变得不规律，有时甚至不排卵。这虽然给女性带来了极大的不便，却是完全正常的现象。您的月经不再准时，经期长短也会大幅波动（2～10天），经血有时如波涛汹涌，有时如涓涓细流，有时还会出现点滴出血。这些困扰使您想要早日绝经、回归平静。

经前期综合征——您是否还会像十几岁时一样痛经？您原本以为自己已经过了患经前期综合征的年龄，但情况反而比以前更糟了。如果您也有相关症状，建议及时就医——月经量大和痛经可能是某些严重疾病的征兆。

乳房触痛——雌激素水平偏高或黄体酮水平偏低通常会导致乳房触痛，尤其是在黄体期（排卵后到月经来潮的前一天）。

肿胀、水潴留——雌激素水平偏高可引发体液潴留或肿胀，尤其是脚踝和腹部。

089

头痛——如偏头痛，通常出现在排卵前后或经期临近时，原因可能是雌激素水平飙升导致黄体酮不足以维持原有的平衡。雌激素对血管的扩张作用可引起脑积液，进而使颅内压上升。

子宫肌瘤、囊肿、子宫内膜异位症、多囊卵巢综合征——这些病症可能是雌激素（或雄激素）过量引发的（详见第一章）。

如果某些症状对您的生活造成了严重影响，或者您出现了提前绝经的症状，应及时就医。不要相信"这只是绝经期的自然现象，忍忍就过去了"的说法，因为受苦的是您自己。既然糖尿病患者可以使用胰岛素，甲状腺功能减退患者可以使用激素，那么需要接受相关治疗的人当然可以选择激素替代疗法。问题的关键在于做出明智的选择，找到最适合自己的方法。

激素替代疗法是治疗荷尔蒙失衡的常规手段。该疗法通常组合使用合成雌激素和孕酮（一种人造黄体酮）。此外，有些医生还会为患者开具天然的荷尔蒙替代品，即生物同质性激素（详见第十二章）。

此外，您还可以采取很多天然手段，如改变饮食和生活方式、有针对性地服用营养补充剂等，以实现荷尔蒙平衡、确保自己平稳度过围绝经期。这些方法虽然简单，但是效果明显。

详情请参阅第三部分。

波莉的故事

一个掉进潮热"地狱"的人

50 岁的波莉是一名办公室经理，她受尽了严重的潮热和夜间盗汗的折磨。这些症状有时会在白天毫无征兆地发作，比如开会期间，或者在拥挤的早班列车上，这令她尴尬不已。发热先从双腿开始，向上直到头顶，伴随全身燥热而来的是如浆的汗水。夜里波莉会在汗流浃背中醒来，并且不得不更换被汗水浸湿的床单。这一切令她精疲力竭！医生建议她采用激素替代疗法，但她更希望尝试天然疗法。于是，我为波莉制订了一套荷尔蒙平衡方案，利用大量的植物雌激素（源自亚麻籽、小扁豆和鹰嘴豆）和针对性的营养补充剂平衡她的荷尔蒙。

以下是波莉的治疗心得：

"潮热毁了我的生活！我每天被它折磨 10 次以上，而且它发作起来随时随地毫无征兆。所以，我不得不随身携带一条毛巾和一个小风扇。每次潮热发作我都恨不得找个地方躲起来。夜间盗汗影响了我的睡眠，使我疲惫不堪。但当我开始通过调节饮食平衡荷尔蒙时，情况开始好转。之后我和妮基一起研究了夜间盗汗的潜在诱因，发现压力是重要的诱因。所以我开始每天做深呼吸训练，并取得了良好的效果。此外，我还意识到酒精也是元凶之一。在戒酒两周后，我的潮热发作次数减少了一半。在消除所有的潜在诱因后，我彻底解决了夜间盗汗问题，重新找回了自信！"

结论

- 由于卵子储备即将耗尽，女性的雌激素和黄体酮水平从35岁开始下降。
- 黄体酮水平的下降速度比雌激素更快，从而使雌激素处于优势地位。
- 雌激素水平在围绝经期波动较大，所以您可能出现雌激素偏高或偏低引发的各种症状。
- 睾酮的作用同样不可忽视，它是另一种随年龄增长而水平下降的荷尔蒙。
- 激素替代疗法并非唯一选择。

划重点

1. 多吃十字花科蔬菜——如西蓝花、卷心菜、花椰菜、水田芥、芝麻菜、羽衣甘蓝、球芽甘蓝，它们有助于肝脏分解雌激素。

2. 杜绝吃糖——选择低血糖负荷饮食，限制精制碳水化合物的摄入量、杜绝摄入各种人造糖（研究发现，人造糖是肥胖的元凶）。这有助于调节血糖，降低胰岛素水平。

3. 多吃各种种子——如亚麻籽、奇亚籽、南瓜子、芝麻、葵花子。它们富含蛋白质、维生素、矿物质、膳食纤维和植物雌激素，这些营养物质有助于调节雌激素水平。建议将种子与思慕雪、酸奶、粥和沙拉搭配食用。

4. 保持大便正常——改善消化功能，清除多余的雌激素。增加膳食纤维（全谷物、水果、蔬菜和坚果）和益生食品（天然酸奶、酸菜、开菲尔和味噌）的摄入量。如果您怀疑自己对含麸质食物或乳制品不耐受（如出现腹胀、放屁、肠痉挛），则应避免摄入。

5. 避免化学毒素暴露——使用玻璃、不锈钢或陶瓷制品代替塑料制品。

6. 选择天然家居用品——选择天然洗浴用品、化妆品和家居用品。

7. 选择有机食品——避免农药暴露，尤其需要注意带皮的水果和蔬菜（如苹果、浆果、辣椒等）。

8. 减肥——如果您已经采取了上述措施，减肥往往是水到渠成的事。随着脂肪的减少，雌激素的水平也会降低。

9. 减压——每天为自己留出放松的时间，哪怕只做 10 分钟深呼吸也是有益的，这些活动有助于调节皮质醇水平。

10. 限制酒精和咖啡因的摄入量——有助于降低潮热和血糖失衡的发作频率。

11. 采用更天然的避孕方式或激素替代疗法——现在有很多避孕方式。如果您已经服用避孕药或者佩戴了较长时间的宫内节育器，建议您更换避孕方式。如果您需要采用激素替代疗法，建议首选生物同质性激素（详见第十二章）。

第二部分

荷尔蒙失衡的原因

WHY YOUR HORMONES NEED HELP

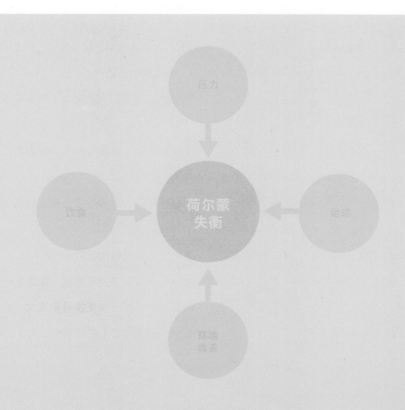

第四章

· · · · · ·

不良的饮食和生活方式

　　您体内的四大荷尔蒙极其敏感，在日常生活中，它们对外界影响因素的反应极其迅速，有时还非常剧烈。这些因素包括饮食、压力、环境毒素和运动。

　　好消息是，只要您采取了正确措施，荷尔蒙就能迅速恢复平衡。造成荷尔蒙失衡的四大因素如图4-1所示。

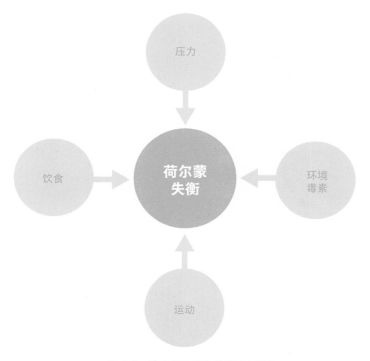

图 4-1　造成荷尔蒙失衡的四大因素

请拿出笔记本，写下您认为自身可能存在的影响荷尔蒙平衡的因素。

饮食

将饮食排在首位是有原因的。荷尔蒙需要稳定、充足的营养供应才能有效发挥作用。但是，它们得到所需的营养了吗？事实上，现代饮食方式往往无法满足荷尔蒙的营养需求。

由于饮食方式不当，不少女性无法为荷尔蒙的正常工作提供相应的营养支持。身体需要足量的蛋白质促进荷尔蒙的分泌和传输，需要维生素和矿物质助其代谢和分解，需要优质的脂肪助其工作，需要抗氧化剂和植物营养素为其提供保护，需要优质的碳水化合物、膳食纤维和足量的水助其实现体内循环和排除毒素。

然而我们的日常饮食中可能缺乏这些营养物质（如蛋白质、脂肪、维生素等）。此外，即使您采取了最佳饮食方式，也可能因肠道菌群失衡或消化道炎症而无法正常消化和吸收营养（更多有关肠道的内容请参阅第六章）。

缺乏正确的营养支持可导致荷尔蒙失衡，进而引发各种症状（如疲劳、体重增加、精力不足等）。我们会本能地选择错误的饮食（如精制碳水化合物、有害脂肪），这样只会使症状进一步恶化。

◆ 饮食对四大荷尔蒙的影响

饮食对皮质醇的影响

您吃什么（或不吃什么）会对身体造成压力。当感受到压力时，身体会释放皮质醇。如果压力持续存在，皮质醇会长期保持高水平并对您的体重、能量水平、情绪、大脑和整体健康造成影响。那么哪些食物是潜在的应激源呢？这其中包括加工食品、精制碳水化合物、植物油、食品化学添加剂、酒精、咖啡因和致敏食物。

饮食对胰岛素的影响

不当的饮食方式可导致血糖水平飙升，使身体产生过量的胰岛素，胰岛素是一种"脂肪储存激素"。前文提到，胰岛素过量不仅导致更多的脂肪储存，还会增加患糖尿病、痴呆症、心脏病等的风险。

饮食对甲状腺激素的影响

不当的饮食方式无法为甲状腺的正常工作提供所需的营养，因此会减慢新陈代谢，使您精神倦怠并进入脂肪储存模式。

饮食对性激素的影响

如果您不能从饮食中摄取足量的蛋白质、健康脂肪等营养物质，您的性激素分泌就会受到影响。当身体试图恢复荷尔蒙平衡时，您会因营养不足而感到压力重重。

◆ 食品工业带来的影响

遗憾的是，随着生活节奏的加快及现代西式饮食的流行，我们都沦为了食品工业的奴隶。

食品企业为生活忙碌的人们量身定制出各种方便、快捷的食品，如即食食品、酱汁包、各种包装（如桶装）食物。于是，我们选择食物的标准只剩下了"方便"，再无享受可言。此外，方便食品还催生了一代不会也不愿意做饭的人。

在我看来，方便食品的盛行是灾难性的。过度依赖方便食品造成的恶果会在未来逐渐显现。一项最新调查显示，在24～35岁的人群中，有33%的人连鸡蛋都不会煮。这一代成年人大多只会吃方便食品，可以想见他们能给后代传授什么烹饪技巧。所以，我们必须让人们重新认识到新鲜食材的益处，否则将形成恶性循环！

精加工方便食品的问题是，它们由廉价原料生产而成。某些利润至上的食品企业非但不会考虑消费者的健康问题，还会想方设法使人对食品产生依赖。

以下是大多数加工食品中含有的成分。

反式脂肪酸

加工食品一般由廉价的工业植物油制成。工业植物油虽然可以用来烹饪食物，但对健康有害无益。在加热和压榨过程中，这些具有挥发性的植物油会变质并转化为反式脂肪酸。由于身体无法处理反式脂肪酸，所以会将其视为有毒废物！

请不要被"植物油"一词蒙蔽了双眼，因为它们和蔬菜没有任何关系，也绝对不是"每天5份蔬果①"中的任何一种！有关脂肪的详细信息，请参阅第五章。

高糖

加工食品中的第二大配料是糖，目的是改善食品口味（谁不喜欢吃糖

---

① 译者注：美国哈佛大学的一项研究表明，每天摄入 5 份蔬果（2 份水果和 3 份蔬菜）是延长人类寿命的最佳方案。

呢）。众所周知，糖和脂肪结合会刺激人的多巴胺受体，具有成瘾作用，而且对保持血糖平稳有害无益（提高胰岛素水平相当于增加脂肪储存量）。甜甜圈就是一个典型的例子，我习惯称之为"甜腻的脂肪"。

高盐

食品企业还会向加工食品中添加大量的食盐以刺激您的味蕾。过量的盐不仅会升高血压，还会破坏人体的电解质平衡（从而给身体带来压力）并使细胞脱水。

大量添加剂

为了使加工食品拥有更好的卖相和质地，并尽可能地延长保质期，食品工业还会使用大量的添加剂，如色素、增味剂、防腐剂等，然后将产品包装成健康食品出售！更令人意想不到的是，我发现英国最恶劣的速食食品供应商竟然是一家主打减肥业务的龙头企业！

如今，这些不健康食品充斥着商超、电视频道，我们通常习惯性购买，甚至认为购买这些食品是完全正常和安全的！

食用加工食品不仅无法获得充足的营养，反而会给身体带来大量无法处理的异物。对于身体而言，这些异物是一大应激源，而我们都知道应激与皮质醇的关系。

我们的食品工业漠视健康，我们的健康产业也未考虑食品安全问题！

在此我呼吁，远离加工食品，食用身体真正需要的食物。详情请参阅第七章中的第一步。

| 压力

第二章介绍了压力状态下皮质醇的分泌机制，以及皮质醇致人肥胖、疲劳的原因。皮质醇过量会消耗人体储备的营养物质，包括B族维生素、维生素C、镁等，这些都是荷尔蒙正常工作和人体产生能量必需的营养物质。因此，人在压力状态下会感到特别疲惫。

压力还会抑制消化功能，引发与肠易激综合征类似的症状及消化问题。这会对肠道组织造成破坏，打破肠道菌群的脆弱平衡，并增加人出现感染和自身免疫反应的风险。如欲了解肠道与荷尔蒙的联系，请参阅第六章。

当女性步入绝经期，肾上腺会接替卵巢履行分泌性激素的职能。如果您的肾上腺处于高压之下而疲于履行其职能，性激素的供应就会受到影响。这也是女性在围绝经期和绝经后出现脑雾、记忆力减退、性欲低下、阴道干涩、潮热等症状的原因。

◆ 压力对四大荷尔蒙的影响

压力对皮质醇的影响

人在压力状态下会分泌皮质醇。只要应激源持续存在，皮质醇水平就会维持在高位。而高水平皮质醇可引发肥胖、疲劳、焦虑、嗜糖、脑雾、情绪波动、经前期综合征、不孕等症状！

压力对胰岛素的影响

皮质醇的作用是使糖进入血液（以便人在面临危险时做出"战或逃"的准备）。当血液中存在糖时，胰腺会分泌胰岛素，将其从血液中清除并运送到细胞中。但问题的关键在于，持续的压力意味着体内存在大量的皮质醇，也意味着您需要大量的胰岛素，这会使您的血糖坐上"过山车"（详见第三章），继而引发低血糖症状，包括能量不足、进食渴望、情绪波动、脑雾和睡眠质量差。

压力对甲状腺激素的影响

第三章曾提到，皮质醇影响着包括甲状腺激素在内的所有荷尔蒙。甲状腺的正常工作离不开皮质醇的参与，它能够促进甲状腺激素转化为活性形式。皮质醇过量或不足都会影响甲状腺激素的转化率。当人面临生存危机时，身体倾向于储存能量，皮质醇可抑制甲状腺功能，减慢新陈代谢（同时中断脂肪的消耗过程）。

压力对雌激素的影响

压力状态下皮质醇对性激素的分泌具有抑制作用。当人面临生存危机时，性激素的优先级最低。换言之，此时您不会去考虑床帏之事！所以，长期压力会导致经前期综合征、情绪波动、月经量大、月经不规律和不孕，当然还有性欲低下。

◆ 不做压力狂

您是否以忙碌程度来衡量自身的重要性、人生价值和成败？您是否将自己的日程安排得满满当当？您是否认为生活越忙碌，人生越成功？如今人们习惯将"压力山大"或者"忙得焦头烂额"作为评判自身是否重要的标准。您可根据下列情形判断自己是否压力成瘾：

- **您属于越挫越勇的A型人格，您认为自己不该整日无所事事，甚至认为自己根本不需要睡觉；**

- 您已经疲惫不堪，而且明知道自己需要停下来休息，却始终无法停下脚步放松；

- 您以忙碌的生活为傲，告诉朋友自己"忙得不可开交"，似乎只有这样才能突显您的重要性，甚至将"任务清单"作为自己的荣誉；

- 您沉迷于自己的内心戏，却把生活搞得像一部肥皂剧；

- 您害怕错过任何事情，即使什么事都没有发生，仍然会不停地看手机；

- 您习惯于生活在持续的焦虑和担忧之中。

和可卡因一样，皮质醇也能激活大脑中的多巴胺受体。如果您每天都处于压力状态下，大脑会逐渐沉迷于这种愉悦感，直至将您变成一个压力狂。

除了毒品和酒精，压力也是一种逃避策略。《压力成瘾》（*Addicted to Stress*）一书的作者黛比·曼德尔（Debbie Mandel）认为，压力能使人将注意力从现实世界和现实问题中转移出去。

压力在现代社会中无处不在。我们时刻被各种"成瘾物"轰炸着，比如24小时不间断播报的新闻、电子游戏、聊天信息、没完没了的电子邮件，以及各种虚假信息！我们深陷其中，甚至没有停下来喘息的机会。

社交媒体是最容易致人成瘾的事物之一。我必须对自己浏览社交平台的行为加以限制，否则我可能会将所有时间都浪费在浏览各种动态中。不少公司如今都在大力帮助员工"数字脱瘾"，以使他们将更多的精力投入工作。

您只需要留意孩子们的去向，就知道哪些事物容易成瘾了。如今，智能手机俨然已成为他们身体的一部分，难怪这一代孩子会有压力！所以，我们必须让孩子学会适可而止，否则下一代也会步我们的后尘。

压力的真面目

压力大并不是好事，压力也不是衡量自己是否有价值的标准。如果压力大导致您罹患重病，甚至丢掉性命，您是否还认为这是一件好事？压力导致的严重后果并非耸人听闻，这也突显了减压的重要性。压力不仅会致人肥胖、脾气暴躁、记忆力减退、疲劳、嗜糖、性欲低下，还像一颗定时炸弹，随时可能爆炸。所以，为了我们自身的健康，也为了所有的亲人和爱人，是时候认清压力的真面目了！

我的个人经历

我45岁在校园主修营养学时，有一家实验室为我们提供免费的应激检测。我起初对此颇不情愿，认为那是在浪费时间。因为我认为自己不是个"有压力"的人，所以这不是我应该考虑的问题。

当检测结果显示我有肾上腺疲劳症状时，我大吃一惊。但现在回想起来，我30多岁时曾做过两次紧急剖宫产手术，过去的10年更是因抚养孩子而在忙碌中度过。对于任何人而言，这些因素都会产生压力，导致肾上腺疲劳。

我之所以感到惊讶，是因为我在生活中并未感受到太大的压力。我很庆幸自己拥有美满的婚姻和温馨的家庭。和我比起来，很多人都面临更大的压力。这也说明了一个问题，看似正常的生活方式也潜藏着健康风险（即使您认为自己生活悠闲，一切都在掌控之中）。

当然，生儿育女不是造成压力或其他荷尔蒙失衡的根源。无论是否生育，很多35岁以上的女性都面临生活中的类似挑战。因为每个人都有各自的压力来源（有时压力来自身体内部，只是很多人并没有注意到），而且每位女性都会经历围绝经期。

◆ 睡眠

您的睡眠质量高吗？克里斯·克雷塞尔（Chris Kresser）是美国享有盛

名的自然疗法师，他曾撰文阐述睡眠的重要性：

"你可以在饮食上精益求精，可以服用适当的营养补充剂，但如果无法保持良好的睡眠，无法处理好压力问题，那么此前所有的努力都将付诸东流。"

相当多的女性患有失眠症，这也是我们感到压力大的原因之一。对于很多人而言，按时睡觉、一觉睡到天亮、醒来后精神焕发似乎成了一种奢望。

2006年，英国的电视节目《早安英国》开展的一项投票结果显示，英国东南部42%的人每晚睡眠时间不足5小时，该地区医疗机构每年开出的安眠药处方高达1 000万份。对于这一结果，您是否觉得有些耸人听闻？

失眠症患者的皮质醇水平较高。人的皮质醇水平越高，就越难睡个好觉！反过来，睡眠不足时，皮质醇水平的降低变得愈发困难。

睡眠的重要性在于恢复身体能量，修复受损部位，重置新陈代谢的"开关"，使您在第二天醒来时精神抖擞。众所周知，如果睡眠质量差，整个人都会无精打采（新手父母对此应该深有体会）。

睡眠对人体有益的原因

- **睡眠是保持年轻的关键**——缺乏睡眠可加速身心衰老。
- **睡眠有助于保持心情舒畅**——睡眠不佳的人通常脾气暴躁。研究表明，睡眠不佳会使人缺乏同理心，且更容易与亲人发生争吵。
- **睡眠有助于恢复身体能量水平**——这是显而易见的，但许多女性经常处于疲劳状态。她们并未患病，只是需要更多的睡眠。
- **睡眠可改善记忆力**——深度睡眠时大脑会巩固白天所学并将其存储为记忆，睡眠不足会影响该过程，所以缺乏睡眠的人容易出现记忆力减退（为了应付考试而通宵背书并不是个好办法）。
- **睡眠有助于控制体重**——睡眠不足会减慢新陈代谢，提升皮质醇和胰岛素水平（使脂肪在腹部堆积），降低甲状腺激素（负责消耗脂肪）水平，同时提升"饥饿荷尔蒙"水平。

- **睡眠有助于预防阿尔茨海默病等痴呆症**——最新研究表明，大脑会在深度睡眠时开启排除毒素的"清洁"程序，将废物和淀粉样斑块（引发阿尔茨海默病的风险因素）清除出去。

有明确的证据表明，睡眠不足可对身体健康产生巨大影响，长期睡眠不足具有累积效应（因为人无法弥补错过的睡眠）！

不少人发现，随着年龄的增长，睡个好觉变得愈发困难。造成该现象的原因包括：

- **压力大**——皮质醇水平在夜间下降，这时人才能放松并进入睡眠状态。而皮质醇过量的人会因时刻处于紧绷状态而无法放松，这种情况可能出现在您熬夜工作、上网或刷剧时。

- **血糖波动**——您没有入睡困难，但会在中途醒来，之后无法再次入睡。造成该现象的原因是，您摄入了过量的糖等精制碳水化合物或酒精，由于血糖的"过山车"效应，身体察觉到血糖水平过低便会苏醒——这是身体的一种应激反应。白天保持血糖平稳有助于提高睡眠质量。

- **大量"兴奋剂"的摄入**——咖啡、茶、巧克力、能量饮料、碳酸饮料和酒精都会影响您的睡眠。人体天生具有分解咖啡因和酒精的能力，但由于个体差异，有些人整日喝咖啡仍然能酣然入睡，有些人需要更长时间才能完全代谢这些"兴奋剂"。这些物质还会抑制5-羟色胺的合成，而5-羟色胺是褪黑素的前体。

- **褪黑素（睡眠荷尔蒙）缺乏**——压力、昼夜节律紊乱（如倒班工作）和夜间灯光照射都会影响褪黑素的合成。人的全身遍布着感受器，它们会"告诉"大脑何时天黑，何时该睡觉。而夜晚的灯光（如电脑、灯、闹钟和手机发出的光）会对大脑接收到的信息造成干扰，进而影响褪黑素的合成。褪黑素是一种强效的抗氧化剂和肿瘤抑制剂，这意味着如果褪黑素的合成受到影响，不仅会影响睡眠质量，还可能增加患慢性疾病的风险；

- **环境温度不适**——室内温度过高或过低都会影响您的体温，从而使您无法安睡；

- **甲状腺激素水平偏低**——可减少您的深度睡眠时间。甲状腺功能减退引发的症状包括醒来后精神不振、面部水肿等。同时，睡眠不足还会进一步降低甲状腺激素水平，由此形成恶性循环；

- **黄体酮偏低**——黄体酮有助于睡眠，所以黄体酮水平偏低（许多女性在35岁以后都会遇到该问题）可能影响您的睡眠质量。

夜间光照会干扰人的自然睡眠模式，同样地，睡前长时间盯着电子设备屏幕也会人为地延长入睡时间。大多数电子设备发出的蓝光都会对人体产生刺激性影响，导致我们不知疲倦地浏览社交平台和电子邮件。而大脑需要先放松，才能进入睡眠模式，因此，即便睡前看了几则新闻，也可能使大脑过度兴奋而无法入睡。

充足睡眠的标准

人的睡眠周期是从清醒到快速眼动再到非快速眼动的深度睡眠，每个周期大约持续1.5小时。大多数人需要经历5个周期（共计7.5小时）才能得到充分的休息。但由于个体差异，睡眠时长也有所不同。如欲确定自己的最佳睡眠时长，您可以基于自然醒的时间进行倒推。如果您需要每天早上6点起床，建议您逐步将入睡时间提前，直到您能在6点自然醒来为止。这虽然有些费工夫，但不失为确定最佳睡眠时长的好方法（对于我而言，晚上10点入睡才能保证早上6点醒来，所以我的最佳睡眠时长为8小时）。

您习惯熬夜吗

您是否听过一个说法：午夜前几个小时是人体的最佳恢复时间，这种说法是有道理的。23点到凌晨3点是非快速眼动深度睡眠时间。凌晨3点之后，睡眠进入快速眼动阶段（做梦也发生在该阶段）。

非快速眼动深度睡眠是身体储存和巩固其所学知识、修复并再生细胞和组织的阶段，所以保持这种深度睡眠是您的首要目标。熬到午夜或过早起床都会对您的身体造成严重不良影响！

综上所述，不良的饮食和生活方式可使问题恶化。过量的咖啡因、酒精和碳水化合物会影响睡眠。睡眠不足会对身体造成压力，导致皮质醇水平升高，从而进一步扰乱您的睡眠。于是，一个恶性荷尔蒙循环形成了。

如欲消除压力，改善睡眠质量，请阅读第七章中的荷尔蒙平衡方案第二步。

环境毒素

当今的环境毒素比以往任何时候都多。随着现代科技的发展，人类发明了大量前所未有的化学制品。根据美国环境保护局（EPA）的数据，人类制造的化学物质已多达84 000种（而且仍在持续增加中）。

我们都希望自己衣着光鲜、光彩照人；希望家中干净整洁，家具具有防火性能；希望庭院不长杂草，宠物身上不长跳蚤；希望皮肤不被晒黑而涂抹防晒霜；希望用上不粘锅；希望把难洗的衣服洗得干干净净；喜欢染发、烫发或者将卷发拉直等。

但所有这些都是要付出代价的。虽然没有确凿的证据表明每种化学物质都具有危害，但它们的确引起了科学界和医学界的担忧。

某些化学品被相关部门贴上了"安全"的标签，从而得到了广泛应用。但人们并未意识到，许多化学物质在我们体内具有累积效应。这碗"化学汤"是一种新的未知量，没有人真正了解它们会对人体或体内的荷尔蒙产生多大的影响。有人认为这些化学物质应遵循"无罪推定"的原则，但事实上不应该是完全相反的吗？我个人认为进行"有罪推定"是一种更加安全的做法。

2005年，美国环境工作组（EWG）在美国普通民众体内检出了167种合成化学品和致癌物！这为我们敲响了警钟。同时，我们要特别关注胎儿和婴幼儿健康，因为他们更容易受到化学毒素的侵害。

女性同样是易受伤害的群体。有观点认为，由于需要代谢大量的雌激素，女性肝脏的排毒能力更弱。与男性相比，女性使用的个人护理产品更多，也对身体健康造成了更大的危害。

2012年，世界卫生组织（WHO）发布了一份报告，敦促各国开展更多的相关研究，但这需要时间。所以，我们只能尽自己最大的努力来保护自身和子孙后代的健康。

"目前有近800种化学物质已知或疑似可对荷尔蒙造成干扰……而绝大多数化学物质尚未经过任何检测。"

——世界卫生组织，2012年

由于不少毒素具有脂溶性，所以它们能够进入脂肪细胞和大脑。研究显示，毒素暴露与肥胖，以及抑郁症、帕金森病、阿尔茨海默病等神经系统疾病有关。

◆ 内分泌干扰物

研究表明，某些化学物质可干扰人的内分泌，被称为内分泌干扰物（EDC）。顾名思义，内分泌干扰物是指分子结构与某些荷尔蒙相似，使人体难以辨别真假的化学物质。基因在清除化学毒素方面起着重要作用，所以有些人体内虽存在大量毒素，却没有明显的中毒迹象。而对于另一些人而言，这些化学物质会引发严重的荷尔蒙紊乱。

2009年，美国内分泌学会发布了一份科学声明，对内分泌干扰物及其可能引发的严重健康问题表示担忧。这些健康问题包括癌症、心脏病、糖尿病、多囊卵巢综合征、肥胖症、甲状腺疾病和生殖问题。

参与撰写该报告的一位专家称：

"即使极低水平（事实上是任何水平）的内分泌干扰物暴露，都可能造成内分泌或生殖系统功能异常，尤其是当暴露发生在发育关键期时。令人惊讶的是，低剂量暴露甚至可能比高剂量暴露造成的影响更为严重……没有内分泌系统能对这些化学物质'免疫'，因为这些化学物质与受体和酶（参与荷尔蒙合成、释放和分解）有相似之处。"

内分泌干扰物的可怕之处在于我们不知道它们会造成哪些长期影响。

"所有荷尔蒙都有可能受到内分泌干扰物的影响……从而导致肥胖、不孕、学习困难、糖尿病、心脏病等病症。"

——世界卫生组织，2012年

◆ 内分泌干扰物对四大荷尔蒙的影响

内分泌干扰物对皮质醇的影响

对于身体而言，毒素是一种压力。当身体感受到威胁时，会刺激皮质醇的分泌，以保证自身安全。前文提到，皮质醇过量可对其他荷尔蒙造成影响，并引发各种症状。

内分泌干扰物对胰岛素的影响

研究表明，内分泌干扰物暴露可对胰腺中产生胰岛素的细胞造成伤害，扰乱胰岛素的活动，使身体更容易储存（而非消耗）脂肪，同时增加患糖尿病的风险。

内分泌干扰物对甲状腺激素的影响

研究证实，内分泌干扰物可减弱甲状腺功能、减慢新陈代谢，从而导致体重增加、疲劳、脑雾、焦虑、脱发、消化问题等。

内分泌干扰物对性激素的影响

不少内分泌干扰物都能"模拟"性激素。它们可以像性激素一样附着在细胞膜受体上并造成破坏。研究表明，内分泌干扰物与各种荷尔蒙失衡导致的病症有关，如青春期提前、不孕、子宫内膜异位症、流产和性激素诱发的癌症。

◆ 毒素在女性体内累积的原因

以下是一位职业女性的日常生活轨迹：

醒来后先洗个澡，期间会接触到洗发水、护发素、沐浴露、浴帘；

然后用毛巾擦干身体，涂上爽身粉、润肤露、香体剂；

紧接着挤牙膏刷牙，有时还用漱口水；

刷完牙开始做面部护理，擦保湿霜，上妆；

然后使用打理头发的产品；

有时还可能用指甲油和洗甲水打理指甲；

最后喷些香水，准备出门。

也就是说，女性在准备出门之前，需要用到10多种不同的洗护产品！如果您仔细阅读产品的成分表就会发现，每种产品都可能含有化学毒素。据统计，女性每天早上接触的产品中所含的化学毒素平均超过500种。

出门之后，您可能需要开车或步行上班，从而暴露在汽车尾气污染中。

女性白天可能接触到：

防晒霜

卫生棉条

清洁产品

洗涤用品

新家具

新地毯

油漆

空气清新剂

蜡烛

烹煮锅

保鲜膜

塑料瓶

其他家用塑料制品

铝箔

美发产品（如染发剂）

美甲产品

干洗剂

工厂废气

飞机客舱的过滤空气

食品添加剂

自来水

香烟烟雾

烧焦的食物

上述物品（或物质）均可能含有身体需要处理的毒素，这些毒素会给肝脏带来巨大负担。如果肝脏无法处理，这些毒素便会在体内循环并逐渐累积。

◆ 毒素与肥胖的关系

有一类毒素被称为"致肥物"。顾名思义，这类化学物质可导致肥胖或脂肪堆积。《新美式饮食》（*The New American Diet*）的作者斯蒂芬·佩林（Stephen Perrine）表示，化学"致肥物"可诱导身体做出错误反应，还能刺激荷尔蒙的分泌并抑制其功能。

这些毒素一方面使人增肥，另一方面阻碍减肥。为了免受毒素侵害，身体会将毒素储存在脂肪细胞中。大多数毒素具有"亲脂性"，这意味着它们会被脂肪吸收。所以，脂肪成了毒素的天堂。一个人的脂肪越多，其储存的毒素就越多。

如果您开始减肥，这些毒素会被脂肪释放并进入体内。它们在体内循环，从而给身体带来严重伤害，这种现象在毒素排除期间和之后较为常见，通常表现为头痛、疲劳、关节疼痛和周身不适。

毒素会破坏细胞膜和荷尔蒙受体，使荷尔蒙难以进入细胞并发挥作用。

毒素还会损害人的线粒体（细胞内的小发电厂），使其无法产生足够的能量，这就是您感到疲劳的原因之一。毒素一旦进入细胞，就会改变您的DNA，影响您的基因表达，使您更容易受到疾病的侵袭。

所以，您在实施排毒计划时，为您的肝脏和消化系统提供支持非常重要，这样才能确保将毒素彻底从体内清除。

◆ 常见毒素

下列化学物质是生活中较为常见的毒素。

双酚A（BPA）

双酚A是目前最知名、最受关注的内分泌干扰物。随着研究的深入，人们发现，双酚A带来的危害越来越多。目前为止，双酚A已被证实与肥胖症、糖尿病、甲状腺疾病、乳腺癌、前列腺癌、脑瘤、生殖功能受损、哮喘、心脏病、肝脏损伤和神经系统疾病有关。

如今含双酚A的塑料制品充斥着人们的生活。2008年的一项研究表明，92%的美国人血液中含有双酚A。更令人担忧的是，孕妇体内和婴儿脐带中同样检出了双酚A。直到2011年，欧洲才正式禁止在婴儿奶瓶中使用双酚A。但截至本书撰写之日，美国仍未颁发相关禁令。

双酚A暴露大部分来自塑料瓶装水。研究发现，只需饮用塑料瓶装水一周，人体内的双酚A水平就会大幅提高。此外，双酚A还存在于硬塑料容器等塑料制品中，如带有数字"7"标识的饮料瓶。罐头食品的金属内涂层中同样含有双酚A。尤其需要注意的是罐装西红柿，因为西红柿的酸性会进一步促使罐内涂层中的双酚A渗入食物。

收银小票和补牙材料（牙医宣称比汞合金更好的白色充填材料）中也含有双酚A。

酞酸盐

酞酸盐是一类合成化学物质，塑料中添加酞酸盐可以增加延展性。所有含聚氯乙烯的产品都含有酞酸盐类物质，如保鲜膜、乙烯基浴帘、发光雨衣、塑料玩具等。新车有味道也是酞酸盐类物质挥发到空气中导致的。

酞酸盐还存在于含有芳香成分或香精的产品中，包括香熏蜡烛、化妆品、香水、洗发水、乳液、空气清新剂和清洁用品。

酞酸盐对孕妇尤其有害，它与胎儿的生殖器缺陷和肥胖症有关。此外，酞酸盐还会引发糖尿病和胰岛素抵抗。

石化产品

苯和苯甲酸盐存在于废气、汽油、化妆品、油料和香水中，它们主要影响人的呼吸系统。

农药

农药包括杀虫剂（如避蚊胺）和除草剂，主要残留在非有机农产品中。由于农药能杀灭各种生物，如植物、昆虫、细菌和真菌，可以想象它们会对人体肠道菌群和免疫系统造成何种影响。农药具有脂溶性，所以它们能储存在脂肪细胞中并扰乱人的新陈代谢。

这类化学物质与许多慢性疾病的患病风险增加密切相关，如神经系统疾病、糖尿病、肥胖症、癌症和荷尔蒙失衡。

全氟化合物

全氟化合物主要见于不粘锅等炊具、食品包装、洗涤剂和防水剂中。如果您使用带特氟龙涂层的锅烧水，就能闻到这种化学物质散发出的味道；每次烹饪，这种毒素都会渗入食物。研究发现，全氟化合物不仅对大脑具有危害，还会加重胰岛素抵抗。

阻燃剂

多溴联苯醚（PBDE）几乎无处不在！床垫、地毯、家具、电器（如电脑）、婴儿产品、油漆甚至我们吸入的灰尘中都有它们的身影。

氟化物

氟化物可与碘竞争（并最终"获胜"），阻止碘合成甲状腺激素。而且氟化物还会对产生褪黑素的松果体造成干扰。

氟化物常见于牙膏和部分水源中。建议您留意该问题，因为氟化物的危害已经引起了医学界的普遍关注！在我看来，我们有必要采取措施避免氟化物暴露。例如，您可以购买无氟牙膏（我女儿今年14岁，从未使用过含氟牙膏，仍然拥有一口完美的牙齿）。如果饮用水中添加了氟化物，建议您安装过滤器。

氯

和氟化物中的氟一样，氯也属于卤素的一种，氯气被广泛用作游泳池的消毒剂。氯不仅可以置换甲状腺激素中的碘，其生成的物质还能模拟雌激素。

自来水、漂白剂和消毒剂中也含有氯。人在淋浴时尤其容易受到氯的侵害，因为此时氯分子会从热水中逸出，进而被人体吸入。

美容产品

读到此处，想必您已经意识到，我们每天往身上涂抹的大部分美容产品，其实都含有化学毒素。

皮肤是人体最大的器官。虽然皮肤能够保护身体免受外界（如细菌、高温等）侵害，但它也具有超强的吸收性。您涂抹在身上的东西很快会经皮肤吸收进入血液。这一特性虽然有利于荷尔蒙乳膏等的吸收，但也为化学毒素进入人体打开了方便之门！

经口摄入的有毒物质一般不会在体内停留太久。因为具有杀菌作用的胃酸及肠道免疫系统相当于抵御毒素的两大屏障。但由于皮肤缺乏抵御毒素的有效屏障，因此经皮肤吸收的毒素会直接进入血液。

以下是个人护理产品中通常含有的化学毒素。

1. **对羟基苯甲酸酯**——常见于化妆品、护肤品和美黑霜中；

2. **二乙醇胺（DEA）、单乙醇胺（MEA）、甲胺（TEA）**——常见于洗发水、护发素和洗涤用品中的起泡剂中；

3. **十二烷基硫酸酯（如十二烷基硫酸钠、十二烷基醚硫酸钠）**——常见于洗发水、护发素中；

4. **聚乙二醇（PEG）、丙二醇或异丙醇（俗称防冻剂）**——常见于洗发水和护肤品中；

5. **二甲苯磺酸铵和甲醛**——常见于指甲油中；

6. **氯化铝**——常见于止汗剂中（止汗剂中还含有丁烷和丙烷）；

7. **桂皮酸盐**——常见于防晒霜、染发剂、洗甲水、口红和护肤霜中；

8. **对氨基苯甲酸（PABA）**——常见于防晒霜中；

9. 叔丁基羟基茴香醚（BHA）和二丁基羟基甲苯（BHT）——防腐剂，
   常见于护肤产品中；

10. **酞酸盐**——常见于香水、蜡烛、空气清新剂、清洁产品和含芳香成
    分的产品中。

以上列举的含化学毒素的用品仅为冰山一角。我的建议一般是：不能入口的东西，不要涂在皮肤上！

药物

人服药的目的是治疗疾病、控制症状，但药物也是肝脏需要处理的外来物质。和毒素一样，药物中的某些成分也会对荷尔蒙造成干扰，产生副作用和长期风险。可干扰荷尔蒙的常见药物包括：

- **口服避孕药**——含有抑制排卵（从而达到避孕目的）的合成激素。避孕药具有众多副作用，可能引发恶心、体重增加、头痛、情绪波动、性欲低下等症状，还可能增加患血栓和乳腺癌的风险；

- **激素替代疗法（HRT）**——长期采用该疗法可能会增加患中风、心脏病、乳腺癌、卵巢癌和子宫癌的风险；

- **类固醇**——副作用包括引发疲劳、血压升高、体重增加、情绪波动、免疫力低下、肌肉无力、骨质变薄、血糖升高及消化问题等；

- **抗酸剂或质子泵抑制剂（PPI）**——用于抑制胃酸的生成，此类药物可对消化功能、营养吸收和免疫功能造成影响；

- **抗抑郁药**——用于提高5-羟色胺的水平（仅供短期使用），副作用包括引发焦虑、夜间盗汗、心悸、疲劳、头晕、头痛、性欲低下、睡眠及消化问题等；

- **止痛药**——非甾体抗炎药（NSAID），如布洛芬和阿司匹林。此类药物

可产生众多副作用，如损害肠道黏膜、阻碍营养吸收、使废物和毒素泄漏到血液等。

很多药物会剥夺人体必需的营养素，尤其是B族维生素、镁和锌——它们是促进能量生成、激素分泌和肝脏排毒必需的营养素。

水污染

您真的了解水中含有哪些物质吗？有些人直接饮用自来水，我对此并不赞同，因为我们的供水系统中常含有氟化物、氯、铅、铝等污染物，它们都会影响荷尔蒙功能。

香烟

毫无疑问，香烟有害健康，而且抽烟与肺癌的关系也是尽人皆知。其实抽烟对荷尔蒙也有影响，它能降低雌激素水平，甚至导致女性提前绝经。抽烟还会引发不孕，而且抽烟女性患糖尿病和骨质疏松的风险更大。抽烟会刺激身体产生自由基，使皮肤皱纹增多并损伤细胞。另外，抽烟还可能导致维生素C耗竭，而维生素C能够对抗自由基。香烟烟雾中含有4 000多种化合物，包括尼古丁、一氧化碳、铅、氨、氰化氢、镉等有害物质。镉是一种重金属，可在人体内存留数年。它能抑制人体对锌的吸收，而锌是荷尔蒙合成和生育必需的矿物质。如果您无法戒烟，至少应在抽烟的同时补充大量的维生素C、锌和抗氧化剂。

如欲了解如何清洁环境，减少毒素暴露，请阅读第七章中的荷尔蒙平衡方案第三步。

运动

生命在于运动，然而全球约有30%的人根本不运动，还有一些人过度运动。运动对于维持荷尔蒙平衡至关重要，因为运动不仅有助于身体吸收营养物质，而且被证实能够减轻压力，改善胰岛素功能。

《让你的基因动起来》（*Move Your DNA*）的作者凯蒂·鲍曼（Katy Bowman）指出：

"即便您已经采取完美饮食方案，每晚睡足8个小时，只选择可食用小苏打和醋清洁房间，但如果缺乏运动，这些努力也不会在细胞层面产生功效，您的身体也很难达到最佳健康水平。"

但人们对于运动的认识存在太多误区，35岁以上的女性尤其如此。

长期以来，我们被灌输的理念是"少吃多动"，以保持能量平衡。"燃烧脂肪"成了我们的口头禅。

上述理念具有误导性，并不适用于荷尔蒙问题严重的35岁以上女性（详见第五章）。受该理念影响，有些人加入了跑步大军，甚至报名参加了某些极限运动项目。

如果您能找到恰当的平衡点，锻炼会成为一种有效的手段。而不当的锻炼方式只会消耗您储备的能量，增强您对精制碳水化合物的渴望，使您比之前更容易发胖！不知您是否有过类似的经历：自己明明在坚持运动健身，体重却没有丝毫减轻？

哪种运动、多大的运动量才有益于荷尔蒙平衡呢？这在很大程度上取决于您的身体需求、健康状况和周边环境。接下来，我将介绍运动对荷尔蒙的影响，您也可跳至第七章运动部分，了解对恢复荷尔蒙平衡有益的活动。

◆ 运动对四大荷尔蒙的影响

运动对皮质醇的影响

缺乏运动或久坐不动会对身体造成压力，减慢血液循环和新陈代谢，增加脂肪储存量。适量、定期运动有助于减轻压力、改善情绪。作为一种天然机制，运动可提高皮质醇水平。过度运动同样会对身体造成压力，尤其当您储备的能量不足时，过度运动会导致皮质醇过量。

运动对胰岛素的影响

胰岛素能够携带葡萄糖进入细胞，而葡萄糖在细胞内可转化为能量。当胰岛素因受体对其不敏感而无法进入细胞时，人就会产生胰岛素抵抗（也就是糖尿病的先兆）。运动对胰岛素具有直接影响，能增强细胞对胰岛素的反应，即胰岛素敏感性，而保持细胞对胰岛素的敏感性极其重要，所以运动有助于优化整个胰岛素的作用机制。

运动对甲状腺激素的影响

血液循环缓慢不利于甲状腺正常工作所需营养物质（比如铁）的传输。运动不足可减慢人的新陈代谢，增大脂肪与肌肉的比值，并进一步抑制甲状腺功能、降低脂肪消耗能力。重量训练及阻力训练有助于锻炼肌肉，与脂肪相比，肌肉能够消耗更多的能量，因此这类运动有助于改善甲状腺功能、促进新陈代谢。

运动对雌激素的影响

研究表明，运动可减少体内风险较大的雌激素代谢物，从而降低女性患乳腺癌的风险。但极端的运动方式只会导致皮质醇水平异常升高，或雌激素水平异常降低，扰乱正常生理周期，降低骨骼强度。

◆ 久坐不动的危害

久坐不动几乎成了现代生活的常态。一项最新调查显示，人每周平均有56个小时处于坐姿状态，要么坐在车里，要么坐在办公桌前，要么坐在沙发上。很多人宣称自己拥有积极的生活方式。比如，每周去健身房多次。但遗憾的是，这些并不能降低久坐带来的健康风险。我们的身体并没有进化出对这种久坐的适应能力。这也引起了科研人员的重视，他们将这种生活方式被称为"久坐死亡综合征"。

过去人们可以通过步行（但现在我们有了汽车）、做家务（但现在我们有了各种机器）、狩猎或种植食物（但现在我们有了超市）进行自然锻炼，甚至寒冷的气候也能帮助人类消耗能量（但现在我们有了中央供暖系统）。所以，我们逐渐养成了"不动"的习惯。经常连续几小时坐在电脑前，弓着腰盯着屏幕（比如我现在的样子），而锻炼身体成了只在健身房或游泳馆才做的事情。这种"要么久坐不动，要么玩命锻炼"的生活方式会给身体带来较大的压力，因为身体正常工作模式应该是"有规律的运动 + 短暂的能量爆发 + 休息"。

久坐不动的危害有哪些呢？

· **降低血液循环速度**——增加患心脏病的风险，降低营养物质、荷尔蒙和氧气向细胞的传输速度。

· **增加患抑郁症的风险**——流向大脑的血液减少会降低关键神经递质的水平，如5-羟色胺。

· **增加脂肪储存**——当肌肉处于不活动状态时，身体会产生更多的胰岛素，使身体储存更多的脂肪。

- **增加患胰岛素抵抗和糖尿病的风险**——胰岛素水平越高意味着细胞越有可能产生胰岛素抵抗，并最终转化为糖尿病。

- **加速衰老**——运动可促进生长激素的分泌，而生长激素有助于修复损伤，使人常葆青春。

◆ 过度运动

运动可提高体内皮质醇的水平，适度运动当然是好事。但如果您已经感到紧张或疲惫，再继续运动产生的皮质醇就将使您精疲力竭，而不是精神焕发。过度运动还会导致肌肉流失的风险增加，使人更容易受到感染、损伤和疲劳的侵袭，并降低机体的修复能力。换言之，人体能够承受的压力是有限的。如果您是一位健身爱好者，或者长期痴迷于有氧运动，而且您发现自己遇到了荷尔蒙失衡问题，不妨重新审视自己的锻炼方式，给自己留出更多休息的时间。

有些人发现，锻炼的时间越长，越无法减肥。研究表明，每天锻炼30分钟的人比每天锻炼1小时以上的人减肥效果更突出。

所以我们应遵循的基本原则是：如果运动有助于恢复精力，说明当前的运动方式对您有益；如果运动使您精疲力竭，说明当前的运动方式加重了肾上腺负担，消耗了重要的储备能量。如果您属于后者，建议您调整为温和、适度的运动方式，直到精力恢复为止。

◆ 日照不足

没有什么比熬过漫长的冬天之后，享受温暖阳光的感受更美妙了。而我认为，人之所以渴望阳光，是因为身体渴望吸收其长期缺乏的维生素。

众所周知，维生素D是一种"阳光维生素"，它也是一种荷尔蒙。事实上，维生素D对保持身体健康至关重要。

英国全国性饮食和营养调查（National Diet and Nutrition Survey）结果显示，90%的英国人血液中维生素D水平不足，而5%～20%的人处于严重缺乏状态。

人体内几乎所有的细胞都有维生素D受体。越来越多的证据表明，维生素D在人体内的作用远不止于保护骨骼，还包括以下作用：

- **增强免疫力**——有助于预防感染，或许这是我们在冬天日照减少时更容易患感冒的因素之一。

- **预防自身免疫性疾病**——许多自身免疫性疾病都与维生素D缺乏有关，如多发性硬化症、克罗恩病、类风湿关节炎、桥本甲状腺炎等。

- **预防癌症**——越来越多的证据表明，维生素D缺乏与某些癌症有关，如乳腺癌、前列腺癌和结肠癌。研究发现，摄入足量的维生素D可使这些癌症的发病率降低近50%。

- **有助于骨骼和肌肉健康**——维生素D可以调节钙的水平和成骨细胞的活性。众所周知，维生素D严重缺乏可导致佝偻病。

- **有助于大脑健康**——维生素D能够激活分泌5-羟色胺和多巴胺的基因。缺乏维生素D可能是造成人情绪异常、患抑郁症的主要因素之一。此外，维生素D在神经系统健康和认知功能改善方面也起着关键作用。

- **有助于心脏健康**——维生素D可防止钙在动脉中积聚，有助于保持血压稳定，减轻炎症。

- **预防皮肤病**——维生素D有助于预防组织细胞增殖症、银屑病、湿疹等疾病。

- **有助于血糖平衡和胰岛素控制**——维生素D有助于调节血糖，预防胰岛素抵抗。
- **增强性欲**——缺乏维生素D可导致雌激素和睾酮水平低下，进而影响女性的性欲（这或许可以解释为什么女性在夏天性欲更强）。

◆ 维生素D水平的影响因素

- **日照不足**——全年缺乏日照，或者故意遮挡避免日照（如涂防晒霜）。
- **肤色较深**——人的肤色越深，越需要晒太阳。
- **肾病、肝病**——肾脏和肝脏负责维生素D的转化，所以肾脏或肝脏出现任何问题都会导致维生素D水平下降。
- **妊娠**——孕妇需要多晒太阳，以促进胎儿的骨骼发育。
- **压力大**——皮质醇与维生素D一样，是由胆固醇合成的类固醇激素。在压力较大的状态下，身体会优先合成皮质醇，而非维生素D。
- **肥胖**——肥胖可降低维生素D的生物活性。
- **遗传因素**——某些基因突变也可能导致维生素D水平下降。

如果您存在上述因素，说明您需要在日常生活中补充维生素D。如欲了解更多有关营养补充剂和检测的信息，请参阅第四部分。

结论

- 某些食物可能是应激源之一。
- 荷尔蒙的分泌、传输和代谢需要正确的营养物质支持。
- 压力会破坏荷尔蒙平衡。
- 睡眠不足直接影响人的体重、精力、情绪和长期健康。
- 内分泌干扰物暴露会带来严重后果。
- 运动过量或不足都会造成荷尔蒙失衡。
- 日照不足会对荷尔蒙水平造成影响。
- 抽烟也会影响荷尔蒙的分泌。

第五章

◆ ◆ ◆ ◆ ◆

节食和剧烈运动不再
有效的原因

是时候将书架上积满灰尘的节食减肥书扔掉了，相信我，这种感觉棒极了！

接下来，让我们来分析35岁以上女性必须停止节食减肥的原因。

▌节食的幻象

我能体会肥胖带给女性的挫败感，也能理解肥胖者希望快速减肥的迫切心情，因为我从十几岁时起就饱受"溜溜球式节食效应"的折磨了。为了能够减肥，有些人锻炼出了钢铁般的意志，甚至采取超低热量饮食法（比如当今流行的代餐思慕雪减肥法），无论这种方法是否适合自己。这些减肥法最初确实有效，可能帮您甩掉了几千克体重，您又可以重新穿上过去的牛仔裤了。但之后发生了什么？一旦您恢复正常饮食，体重又会随之反弹，甚至有所增加！于是，您开始了新一轮减肥过程。长此以往，您发现自己的体重不降反增了，这严重打击了您的积极性，并使您产生"错全在我"的想法！

低热量饮食法等流行的节食饮食法一般以快速减肥为卖点，如"3天减重5千克"。恐怕不少读者都曾受到过这种节食法的蛊惑，但它们会给身体带来压力，导致荷尔蒙失衡。

我将这种现象称为"节食的幻象"，这种减肥模式可概括为：减肥者渴望减去3 kg体重，通过努力她们成功实现了目标，但之后体重开始反弹，甚至增加了2 kg，最终减肥计划以增重5 kg宣告失败。

> 根据《肥胖大流行》（*The Obesity Epidemic*）作者佐伊·赫尔康比（Zoe Harcombe）的说法，在采用低热量饮食法的减肥者中，98%的人或者未能减肥成功，或者减肥成功后体重再次反弹。她预测，到2050年，90%的英国人将受超重或肥胖症的困扰。

如欲成功减肥，我们首先要了解节食法起反作用的原因。在采用低热量饮食法时，身体摄入的热量必然受到限制，此时大脑会认为您正在经历"饥荒"，之后大脑会提醒肾上腺分泌皮质醇，使身体进入生存模式。

一旦进入生存模式，皮质醇便开始：

- **分解肌肉（和部分脂肪），使糖进入血液；**
- **暂停新陈代谢以保存能量；**
- **不断向大脑发出急需进食的信号，促使您寻找所有能为身体提供能量的东西，此时您会对精制碳水化合物产生强烈的渴望。**

所以，在能量不足时，您的思维会变得模糊，肌肉开始流失。您会产生强烈的进食渴望，并且感到痛苦不堪。

于是，您屈服了，恢复了正常饮食，但此时您的新陈代谢速度极其缓慢。最终结果是，此前减轻的体重开始反弹，甚至有所增加！

即便您已经放弃节食，上述生化改变仍将持续相当长的一段时间，这或许是造成减肥后暴饮暴食和体重长期增加的原因。直到我找到了节食最终导致体重反弹的原因，我才意识到各大减肥机构采取的商业模式是何等的"精巧"。他们真的是为了让您一次又一次地回来——聪明吧？如欲保持持续的减肥效果，您必须摆脱节食减肥的思维定式，优先恢复荷尔蒙平衡。

希娜的故事

"溜溜球式节食"的受害者

49 岁的希娜是一位企业负责人，曾经长期采用节食法来减肥。但随着年龄的增长，她发现自己无法再靠节食减掉腹部赘肉了。在采用我推荐的荷尔蒙平衡方案后，她如是说：

"35 岁以后，我发现减肥成了一件难事，而且过去有效的节食法也不再奏效。那时我并未意识到这是荷尔蒙在作祟，直到我发现了荷尔蒙平衡方案！通过戒除对荷尔蒙有影响的食物，我成功减重 5 kg，腹部赘肉也消失了。我久违地在晚上 9 点后仍然能保持精神奕奕。所有人都为我的皮肤再次焕发光泽而啧啧称奇！精力和耐力的恢复使我能够更好地应对压力。我很惊讶，自己能在如此短的时间内取得如此大的成效！"

减肥不能唯热量论

◆ 相同的热量，不同的影响

"控制热量的收支"是我们长期以来被灌输的减肥理念。热量的确很重要，但减肥绝非控制热量那么简单。事实上，对于35岁以上的女性而言，热量与减肥的相关性更是大大减弱了。

同样卡路里的西蓝花和爆米花，向人体细胞传递的信息并不同。这是众所周知的，而且合乎情理。遗憾的是，我们长久以来并未将这一点纳入考量之中。

食物不只含有热量，人体也不是银行账户（只负责资金的进出），而是一个化学实验室！

食物能够向细胞传达重要信息。热量不会影响荷尔蒙，但营养物质会。

例如，一个大鳄梨含有约1 600千焦热量，而一个甜甜圈含有约800千焦热量。

所以，低热量饮食法会选择甜甜圈！

而这恰恰是此类饮食法的缺陷——并未考虑食物对人体生化过程的影响。食物能够传达信息，鳄梨中的营养物质会促使身体消耗脂肪，而甜甜圈会使身体储存脂肪。

身体接收的信息不同，结果自然也不同。

如果您希望夺回对荷尔蒙的控制权（从而控制自己的体重、精力、情绪等），就必须改变对食物的态度，即淡化热量、重视食物向身体传递的信息。基于新的视角，您将更有可能选择那些能为荷尔蒙平衡提供营养支持、促进脂肪消耗和补充精力的食物。

◆ 被误读的脂肪

我们多年来被灌输的一个错误理念是"脂肪使人发胖"。

自从20世纪50年代的一项研究将饱和脂肪和胆固醇与心脏病联系在一起后，低脂食品产业就迎来了蓬勃发展期。对待脂肪，人们像对待瘟疫一样避之而不及。这种观念已经根深蒂固，以致大多数人到了谈油（无论是液体还是固体）色变的地步，连黄油也受到连累……有些人甚至从不吃鸡皮！

可叹的是，引发"恐油症"的早期研究如今已被证伪。事实证明，饱和脂肪并不是导致心脏病的主要原因，如果不是这样，世界上那些高脂饮食群体应该早就灭绝了（例如，居住在格陵兰岛的因纽特人仍然习惯于食用大量的饱和动物脂肪，但那里心脏病、糖尿病和肥胖症的发病率却极低）。

◆ 低脂饮食造成的恶果

我尝试过不少低脂饮食法（相信很多35岁以上的女性都有过类似经历），这些饮食法都宣称能够有效减肥。它们最初确实有效，但随后的体重反弹（这是毫无疑问的）令人苦不堪言！当然，现在我已经知道不能将低脂饮食法作为长期减肥方案的原因了。低脂饮食会带来：

- **不健康的脂肪替代品**——由于脂肪是一种美味食材，所以食品不含脂肪意味着其内添加了其他美味的成分，而这些成分一般是糖、人造香料等；

- **营养物质的缺乏**——真正的食物含有多种重要的营养物质，如脂溶性维生素A、维生素D、维生素E和维生素K。如果摄入的食物不含脂肪，人体将难以吸收这些营养物质，从而导致营养缺乏；

- **高碳水化合物的摄入**——如果采取低脂饮食，您将不可避免地选择更多的碳水化合物。脂肪可产生饱腹感，而碳水化合物会使您出现血糖"过山车"。这会再次勾起您对碳水化合物的渴望，以弥补失去的糖。所以，高碳水化合物饮食可导致暴饮暴食、胰岛素过量和脂肪堆积；

- **心脏病、糖尿病患病风险的增加**——研究表明，低脂饮食会降低高密度脂蛋白胆固醇（HDL，一种有益的胆固醇）的水平，提高甘油三酯的水平，而高甘油三酯是引发心脏病和糖尿病的风险因素。

研究显示，带有低脂标识零食的进食量比不带标识的多出50%。

实际上，对于普通人而言，**低碳水化合物**饮食具有更好的减肥效果。限制高碳水化合物的摄入有助于血糖平衡，这意味着您的新陈代谢效率更高，您正在消耗（而非储存）脂肪。

那么，我们是否应该像祖辈那样重新开始选择高脂食物呢？

对于很多人来说，答案是肯定的。简而言之，脂肪应该成为我们的朋友，而非敌人。

◆ 人体需要脂肪摄入的原因

- 胆固醇是所有类固醇激素的前体，对于胆汁酸和维生素D的转化过程至关重要。
- 大脑的60%由脂肪构成。
- 人体内的每个细胞都需要脂肪，以维持细胞膜的正常工作。
- 脂肪能够抑制炎症反应，保持免疫系统的强健。
- 脂肪可产生饱腹感，从而抑制身体在餐间对精制碳水化合物的渴望。
- 脂肪可促进身体对脂溶性维生素（如维生素A、维生素D、维生素E、维生素K）的吸收。

缺乏脂肪还会导致荷尔蒙失衡。众所周知，荷尔蒙在调节新陈代谢、体重、能量、情绪、大脑功能、生育能力、性欲、饥饿感、睡眠、抗压能力等方面起着至关重要的作用。这也是低脂饮食者往往更容易情绪失控的原因。

但事情远非这么简单，因为脂肪有好坏之分，人也有个体差异。

既然脂肪有好坏之分，那么那些有害脂肪就是我们绝对要避免摄入的。此外，人的基因构成存在个体差异，这意味着我们代谢和吸收脂肪（和其他营养物质）的方式也不相同。

◆ **脂肪酸的类型**

脂肪酸主要分为以下三类：

- **饱和脂肪酸（SAFA）**——可分为短链、中链和长链饱和脂肪酸；

- **单不饱和脂肪酸（MUFA）**——可分为中链和长链单不饱和脂肪酸；

- **多不饱和脂肪酸（PUFA）**——全部为长链脂肪酸。

我们多年来信奉的理念是：避免摄入饱和脂肪酸，多摄入单不饱和脂肪酸和多不饱和脂肪酸。但由下表可知，所有天然含脂肪的食物都是多种脂肪的混合体，因此我们不能简单地以脂肪酸类型区分食物。这也证明了某些说法的荒谬之处，比如"不要吃红肉，因为里面都是饱和脂肪酸"，其实红肉中也含有单不饱和脂肪酸和多不饱和脂肪酸。

表5-1　每100克食物中的脂肪酸含量

食物	每100g中的脂肪含量(g)	饱和脂肪酸(%)	单不饱和脂肪酸（%）	多不饱和脂肪酸(%)
牛肉	12	55	38	5
兔肉	5.5	38	24	33
切达干酪	35	63	27	7
黄油	82	63	26	8
三文鱼	11	18	40	28
鲭鱼	16	21	50	21
鳄梨	20	21	62	11
葵花子	48	10	21	65
杏仁	56	8	68	19
椰子油	100	87	6	1.5
橄榄油	100	14	73	8

有益脂肪

上表为各种健康食物中的脂肪含量。大自然使同一种食物中含有多种脂肪必然有其原因。这些脂肪对人体健康具有不同的功效。例如，椰子油中虽富含饱和脂肪酸，它如今已成为公认的对健康极其有益的食物。

人体能够合成自身所需的大部分脂肪，但无法合成ω-3脂肪酸和ω-6脂肪酸，这也是它们被称为"必需脂肪酸"的原因。所以，我们的饮食中不仅要含有充足的ω-3脂肪酸和ω-6脂肪酸，（更重要的是）还要保持两者的含量均衡。问题在于，现代饮食中的ω-6脂肪酸含量相当丰富（主要源自植物油和动物产品），而ω-3脂肪酸（主要源自富含脂肪的鱼肉、部分坚果）较为缺乏。随着人造黄油和加工食品的盛行，以及富含脂肪的鱼肉摄入量的减少，ω-6脂肪酸与ω-3脂肪酸的摄入量比值开始逐渐变大，而比值过大不仅会引发炎症，还会导致荷尔蒙失衡。

所以，我们应确保饮食中含有足量的ω-3脂肪酸。ω-3脂肪酸的植物来源（如亚麻籽和核桃）通常无法满足人体需求，因为它们需要经过复杂的转化过程，才能形成可供人体利用的二十碳五烯酸（EPA）和二十二碳六烯酸（DHA）。如果您不经常食用富含脂肪的鱼肉（如沙丁鱼、鲭鱼和三文鱼），建议您服用高质量的营养补充剂。

有害脂肪

通过加热或加工，我们能将食物制成各种方便食品并延长其保质期，但这也改变了食物原本的脂肪构成。

加工食品和零食一般都添加植物油。为什么？因为植物油的成本低。但植物油并不稳定，它们在加热或加工时易被氧化。在我看来，被氧化的植物油已经变质，而变质的油会引发炎症，损伤细胞，对身体有害无益。

以下是含有害脂肪的代表性食物：

- **即食食品、酱汁、沙拉酱；**
- **人造黄油；**

- 薯片、薯条；

- 曲奇、点心、蛋糕、小甜饼等零食；

- 植物油，如大豆油、葵花籽油、芥花油、玉米油、葡萄籽油。

生化特性因人而异

人的遗传基因和健康史存在个体差异。某些基因变异可以改变人体对脂肪（和其他营养物质）的代谢和吸收方式。此外，由于其他因素（如营养不良、潜在的肠道感染、炎症、食物敏感、压力、不良生活方式等）的影响，有些人可能无法消化和吸收脂肪。

因此，您需要留意饮食中的脂肪总量。如果您此前尝试过低脂饮食，但始终无法减肥，我建议您大胆尝试有机脆鸡皮、鹅脂炸甘薯和鳄梨，增加脂肪的摄入量说不定能起到柳暗花明的减重效果。

- **建议选择的食物：某些肉类（如草饲动物肉、散养禽肉、富含脂肪的鱼肉）、有机全脂乳制品、鸡蛋、坚果、某些水果（如鳄梨、橄榄）、冷榨坚果油。**

- **烹饪用油：非精制初榨椰子油、猪油、黄油、鹅/鸭油。**

- **应避免的食物：加工食品、人造黄油、低脂食品、高温提炼植物油。**

结论

- 低热量饮食法会使身体进入生存模式，不利于新陈代谢。
- 节食带来的减肥效果通常不具有持续性，反而容易导致体重反弹。
- 食物不仅含有热量，还能够向身体传递信息。
- 摆脱旧的低热量饮食法，食用能为荷尔蒙平衡提供营养的食物。
- 不要继续尝试低脂饮食（它只会带来肥胖）。
- 健康脂肪对身体有益（您不会因食用健康脂肪而发胖）。

第六章

● ● ● ● ● ●

肝脏与肠道的重要性

> "一切疾病皆始于肠道，消化不良是万病之源。"
>
> ——希波克拉底（Hippocrates，公元前 460 年）

肠道健康，荷尔蒙才能平衡

我始终坚信健康问题始于肠道，也终结于肠道！也相信90%的疾病都源自消化问题。

与其说"人如其食"，不如说"人如其吸收的营养"。或许您正在实施某种绝佳的饮食方案，但如果您的消化系统不能发挥最佳功能，您就无法吸收荷尔蒙正常工作所需的各种营养物质！

基于多年的从业经验，我发现80%的荷尔蒙失衡者都存在肠道问题或其他消化问题，尽管这些问题并非他们前来就诊的原因。

实际上，荷尔蒙平衡与肠道健康之间存在密切的联系。只有肠道健康，荷尔蒙才能平衡。

◆ 您的肠道健康吗？

下面是肠道问题的部分信号：

表 6-1 肠道问题引发的相关症状

便秘	真菌感染	牙龈出血
肠道胀气	口臭	消化不良
食物敏感	烧心	大便恶臭
恶心	痉挛	大便带血或黏液
腹泻	粪便中有未消化食物	口腔念珠菌病
腹胀		

荷尔蒙失衡者不一定会出现典型的肠道问题。但肠道菌群失衡可能导致身体任何部位出现症状，常见病症包括头痛、鼻窦炎、湿疹、银屑病、疲劳、脑雾、体重增加、情绪波动、嗜糖、关节疼痛、自身免疫性疾病等。

◆ 肠道健康对四大荷尔蒙的影响

肠道健康对皮质醇的影响

前文提到，压力可能导致消化问题。当遇到狮子攻击时（生活中更常见的情形是遇到交通拥堵），身体需要处理的头等大事不是消化食物而是应对压力！消化系统是肠神经系统（ENS）的大本营，而且肠神经系统中的神经元比大脑中更丰富，所以肠神经系统也有感知、学习和记忆能力——这也是"第六感"的来源。您是否有过临考前感觉恶心的经历？这其实是肠道中的神经细胞感受到压力后的反应。所以，压力会对消化系统健康产生巨大影响（消化系统紊乱反过来也会制造压力）。信息通过神经递质在大脑和肠道之间不断地传递，但90%的信息传递是单向的，即由肠道经迷走神经到达大脑。

肠道健康对胰岛素的影响

如果您的肠道内积累了太多有害细菌或酵母菌，它们就会使您产生对糖等碳水化合物的渴望，形成血糖"过山车"效应、刺激分泌大量的胰岛素（此时身体会储存更多的脂肪），继而导致血糖水平下降。这会导致皮质醇增加，进一步阻碍食物的消化。

肠道健康对甲状腺激素的影响

甲状腺的正常工作离不开多种营养物质的支持，所以如果您的消化系统无法吸收这些营养物质，您的甲状腺功能将受到影响。此外，T4转化为T3的过程也发生在肠道内。如果您患有肠漏（见下文），毒素和未消化的食物大分子就能够进入血液，攻击您的自身组织（这也是桥本甲状腺炎的病因之一）。

肠道健康对雌激素的影响

过量的雌激素需要经过肝脏和肠道才能排出体外。而某些因素会影响雌激素的代谢过程，导致其继续留在体内循环。雌激素水平相对于黄体酮的升高不仅会引发经前期综合征和体重增加，还会增加患雌激素相关疾病的风险，如子宫内膜异位症、乳腺癌和卵巢癌。影响雌激素代谢过程的因素包括肠道菌群失调、便秘、压力、环境毒素、酒精、低膳食纤维或高糖饮食。

小课堂

人的肠道长近 7 米，表面积达 200 多平方米，相当于一个网球场的面积！

人之所以需要如此庞大的肠道，是因为消化系统是生存的重要保障。它是

身体营养物质的来源，是身体的主要防御基地，是废物的主要排泄通道，也是数百万种重要生化过程的发生场所。

人体免疫系统的70%以上位于肠道。这种布局十分合理，因为肠道是阻止"外来物"入侵身体的主要屏障。正常情况下，肠道会日复一日地高效工作，为您阻挡一切不应进入体内的化学毒素、细菌、病毒等。

◆ 肠道的工作方式

当你吃东西时，消化过程从口腔咀嚼并分泌唾液开始，直到粪便经结肠排出体外。在此期间，肠道会从食物中吸收身体所需的各种营养物质，并将其他物质留在肠道。消化过程的正常运行需要身体相关系统的协调配合。身体需要产生足量的消化酶和胃酸，以彻底分解食物；消化道必须具有良好的收缩能力，使食物能够有力地向下移动。同时，肠壁完整至关重要，这能确保其在吸收所有营养物质的同时阻挡"外来物"。您还需要维持肠道菌群的平衡，以确保免疫系统能够正常工作，并将"饥饿荷尔蒙"控制在合理水平。

所以保持肠道健康是一项系统工程，任何一个环节的纰漏都可能出问题。

◆ 可能出问题的环节

肠道菌群失调

人体内生活着数以万亿计的细菌和微生物（最新估值为100万亿个）。有观点认为，人体内微生物细胞的数量是人类细胞的10倍！所以，您的身体实际上是这些微生物的宿主，而且它们对您的健康发挥着至关重要的作用：

- **控制"有害"微生物；**
- **调节消化功能，使一切正常运转；**
- **发挥免疫保护作用；**
- **保持肠道屏障完好无损并正常工作；**
- **生成重要的营养物质；**
- **调节荷尔蒙水平。**

肠道菌群由数百万种微生物组成，它们有好有坏，肠道菌群环境（微生物组）因人而异，并保持着极其微妙的平衡，有益菌和有害菌和谐相处，各司其职。

然而，由于抗生素、不良饮食、药物和压力的影响，不少人的肠道菌群（在不知不觉中）开始失调。

一旦微生态平衡被打破，有害菌就会过度增殖并取得优势地位。于是麻烦接踵而至，比如出现消化问题、感染风险增加，并由此引发各种问题。

胃酸不足

人在胃酸不足时无法正常消化食物。当您开始进食时（实际上是当您闻到食物的香味并对其产生期待时），体内便开始分泌胃酸和消化酶。这些酸和酶会在食物进入小肠之前对其（尤其是蛋白质）进行分解。未充分消化的蛋白质会因在肠道内停留太久而产生气体，导致腹胀和消化不良。此外，身体检测到外来物质后也会发生免疫反应。

胃酸不足还会阻碍碳水化合物的分解。未消化的碳水化合物在胃和小肠内发酵，从而滋生有害菌并促使其过度生长。这可能引起长期消化问题。

可引发胃酸不足的因素包括年龄、压力、感染（如幽门螺杆菌）、助消化药物（如质子泵抑制剂、抗酸剂）使用不当和营养物质（如锌）缺乏。

食物不耐受

某些食物可导致身体发生免疫反应。在特定情况下，食物也会对人体造成危害，如缺乏消化食物（如乳糖）所需的酶，抑或食物中含有可引发免疫反应的成分（如麸质）。当免疫系统被激活后，人体会像受伤时一样出现炎症。炎症位于肠道内，看不见摸不着！但它会造成各种伤害，如阻碍身体吸收营养、增加肠黏膜通透性进而引发肠漏，使毒素和食物大分子肆无忌惮地进入血液。炎症可扩散到身体的各个部位，引发更严重的慢性病症。

肠漏

食物不耐受、肠道菌群失调和压力都会导致"肠漏"，该现象又被称为肠黏膜通透性增加。未消化的食物大分子、化学毒素和细菌废物会通过这些漏洞从肠壁进入血液，刺激免疫系统做出反应，导致炎症，以及皮质醇水平升高。如今，肠漏被认为是众多自身免疫性疾病的根源，如类风湿关节炎、系统性红斑狼疮、1型糖尿病、桥本甲状腺炎、乳糜泻、克罗恩病等。

抑郁与睡眠

您是否知道5-羟色胺（"快乐荷尔蒙"）大部分是在肠道（而非大脑）内产生的？这是因为5-羟色胺有助于恢复肠动力。前文提到，5-羟色胺可对人的情绪和睡眠产生重要影响。因为它是褪黑素的前体，而褪黑素是人的睡眠荷尔蒙。所以，如果您的肠道功能不佳，5-羟色胺的分泌将受到影响，导致您更有可能受情绪问题、睡眠问题和抑郁的困扰。

> **抗抑郁药真的有效吗**
>
> 抗抑郁药多为 5-羟色胺选择性再摄取抑制剂（SSRI），这意味着它们会干扰血清素的自然降解，从而延长其在体内的停留时间。短期服用 5-羟色胺选择性再摄取抑制剂具有良好的效果，但不适合长期服用。在我看来，关注肠道健康，找出 5-羟色胺水平低于正常水平的原因更有意义。

◆ 现代生活的影响

饮食

精制碳水化合物——过量的精制碳水化合物会为肠道内的有害菌提供养料，从而挤占有益菌的生存空间。

低膳食纤维摄入量——有益菌的养料并不是糖，而是膳食纤维。所以增加膳食纤维摄入量可为有益菌创造有利的生存环境。此外，膳食纤维不仅能使人产生饱腹感，减缓糖的吸收，还有助于代谢多余的雌激素。

非益生食品——数百年来，发酵是不少地区保存食物的一种方式。发酵过程可为饮食提供有益菌，是益生菌的持续来源。但现代饮食中的发酵食品较少，很多人不会自制发酵食品（虽然方法十分简单），而且现成的发酵食品也难以买到。这种饮食变化对我们的肠道菌群平衡产生了巨大影响。

食品添加剂——食品加工过程中经常使用添加剂，如防腐剂、色素等，这会导致消化系统炎症，从而打破营养物质吸收与毒素排除之间的微妙平衡。

麸质等常见"破坏分子"——免疫系统有时会对其接触的物质做出错误反应。除了最直接的过敏反应（如花生过敏、花粉过敏、尘螨过敏、麸质过敏）之外，身体还可能出现症状稍轻的反应，即"不耐受"或"敏感"。而不耐受和敏感会造成消化问题或系统性问题，如头痛、关节痛、疲劳、皮肤问题和荷尔蒙失衡。含麸质食品、乳制品、大豆、玉米和鸡蛋是最常见的5种人体不耐受的食物。但由于个体差异，人体还可能对其他任何食物不耐受。

麸质与荷尔蒙

　　我在临床实践中注意到，麸质敏感似乎会加剧女性围绝经期的痛苦。当荷尔蒙水平开始下降时，摄入麸质将加剧荷尔蒙失衡。此外，麸质引发的肠道炎症会蔓延到周围区域（如生殖系统所在区域），导致皮质醇水平升高，这会进一步降低雌激素水平，同时给甲状腺带来压力。肠道炎症也会影响人的5-羟色胺水平，进而影响情绪和睡眠。

　　酒精——随着年龄的增长，饮酒不仅会造成严重的宿醉，还会刺激肠道，损伤肝功能，提升体内循环的雌激素水平。

无意识进食

　　食品企业调查发现，我们早餐、中餐、晚餐的平均进食时间分别为6分钟、8分钟和9分钟！换言之，我们每天用于吃饭的时间仅为23分钟！您是否经常一边工作（或看电视、打电话），一边吃东西？您是否在进食时根本没注意自己究竟吃了些什么？我经常在无意识的情况下将食物塞进嘴里（尤其是在吃爆米花和薯片时）。

　　但这种饮食方式会给您的消化系统带来巨大压力，并导致您的皮质醇水平升高。而且无意识进食会使人错过消化过程中的一个重要环节，即消化头期。在消化头期，大脑会对食物产生渴望并向身体发出信号，使其为分泌唾液和消化酶做好准备。如果缺乏这一准备过程，食物很难被完全消化，而且人的"饱腹"信号需要更长的时间才能抵达大脑，从而导致饮食过量。

研究显示，细嚼慢咽有助于食物完全消化，降低皮质醇水平，增强减肥效果。而不加咀嚼、狼吞虎咽式进食会造成：

- 肠道蠕动加快或变慢（造成腹泻及/或便秘），影响荷尔蒙平衡所需营养物质的吸收；
- 胃酸不足，从而影响蛋白质的消化；
- 肠道菌群失调，使人更容易感染；
- 肠道炎症，使人更容易患肠漏（毒素更容易侵入）。

药物

滥用抗生素——虽然抗生素的滥用情况已经有所改观（致病菌已经产生了耐药性或许是原因之一），但医生为患者滥开各种抗生素的现象依然存在。这些抗生素会无差别地杀灭所有细菌，无论是有害菌还是有益菌。细菌感染者使用抗生素无可厚非，但有些人却使用抗生素治疗病毒引发的咽喉痛（抗生素对病毒无效）。抗生素虽然对人体无害，但能杀灭人体内所有的细菌，而人体需要这些细菌（人体内90%的DNA源自细菌）。有益菌不但对人类生存有益，而且是免疫系统的组成部分。我并不反对抗生素的正常使用，但您应了解自己是否有必要使用抗生素，并在使用抗生素两小时后服用高质量的益生菌。

每当您服用一种广谱抗生素时，不仅会杀死引发感染的有害菌（如果感染确实存在的话），还会杀死有益菌，这为酵母菌的增殖提供了机会（比如，来我门诊的念珠菌感染患者数量大幅度增长）。

其他药物如消炎止痛药和合成激素也会损伤肠道，阻碍营养物质的吸收，并增加废物和毒素泄漏到血液中的风险。

雅尼娜是一位 47 岁的英语老师。她尝试过各种极端节食法，每周去健身房锻炼 4 次，但腹部脂肪丝毫未减，这令她无比痛苦。每天下午，雅尼娜都感到筋疲力尽，甚至无法处理日常工作。当我建议她从饮食中去除麸质后，情况发生了巨大变化。在采用荷尔蒙平衡方案后，雅尼娜如是说：

"这项为期 30 天的荷尔蒙平衡方案就像对我的身体进行了一次彻底的重启。我从中学到了不少东西，如长期采取低脂饮食的不良影响，而且我还意外得知了麸质对我造成的损伤。在饮食中去除并重新添加麸质是一项很有启示性的实践，使我了解了脑雾出现的根本原因！此前我甚至不知道"脑雾"为何物。在将麸质从饮食中去除前，我甚至记不住用了 25 年的银行卡密码。在实施荷尔蒙平衡方案后，我成功甩掉了大部分腹部脂肪，甚至能够将上衣塞进牛仔裤里！我现在对自己的期望是永远保持健康，因为我已经知道该怎么做了！"

肝脏

每当听到"排毒"一词，恐怕您首先联想到的是那些能让您拉一整天肚子的蔬果汁断食法。

但人体原本拥有天然的排毒器官——肝脏。人摄入的食物成分都会进入血液，并最终经肝脏排除毒素。

肝脏是一个神奇的器官。也是人体最大的器官，重量超过 1 千克。即使它只剩下 1/4，也能再生出一个完整的肝脏！

肝脏也是个忙碌的器官，负责处理 500 多种工作。

但您是否给予了肝脏应有的呵护？这不仅指您少喝了多少酒。

控制酒精摄入量当然重要。但在解酒的同时，您的肝脏也负责荷尔蒙的调节，还需要处理您接触的各种化学毒素（包括您喷的香水、自来水中的氯、服用的药物，以及水果和蔬菜中残留的农药）。

如今我们的肝脏负担正变得越来越重，如图6-1所示。在过去的数十年里，肝脏不得不处理您吸入的空气、吃下的食物，日用品和饮用水中的若干种化学毒素，甚至还要忍受每晚一两杯酒的反复折磨！

基因可对人的毒素排除能力产生巨大影响，所以有些人体内虽然存在大量毒素，却没出现明显的中毒迹象。但对于许多女性而言，这些化学毒素会带来巨大危害，它们对荷尔蒙水平的干扰更是令人担忧。

当肝脏处于超负荷运行状态时，毒素和废物便堆积在肝脏内（像积满灰尘的吸尘袋），它们会重新进入血液并在体内循环。

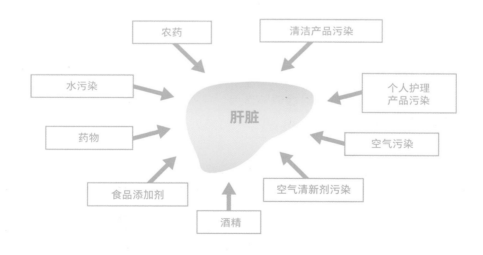

图 6-1　肝脏的负担越来越重

◆ 肝脏对荷尔蒙的影响

雌激素过量

代谢过量的雌激素是肝脏的一项重要工作。该过程之所以重要，是因为雌激素过量可引发经前期综合征、月经量大、乳房触痛、身体肿胀、体重增加和头痛。如果没有肝脏的排毒过程，危险的雌激素代谢物会在体内累积，引发乳腺癌等慢性疾病。

甲状腺功能减退

肝脏还是甲状腺激素转化为活性形式的场所。所以，如果肝脏不堪重负，新陈代谢会因缺乏活性较强的甲状腺激素而减慢，从而导致脂肪堆积，能量水平下降。同样，甲状腺疲劳反过来会抑制肝功能。于是，恶性循环开始了……

血糖"过山车"

肝脏在血糖平衡中发挥着至关重要的作用。摄入碳水化合物过多或者压力巨大都难以发挥肝脏的血糖调节作用，从而导致疲劳、嗜糖、脂肪堆积（尤其是腹部）、情绪波动和脑雾。

除此之外，肝脏还可以：

· **提供营养物质**——将脂肪、碳水化合物和蛋白质转化为身体需要的营养物质；

· **储存营养物质**——如脂溶性维生素和矿物质；

· **储存糖分**——在应激时可以快速释放；

· **解毒**——将毒素排出体外，从而避免对荷尔蒙平衡造成干扰；

· **合成胆固醇**——为身体合成类固醇激素提供原料。

以上只是肝脏的部分功能，这更加突出了呵护肝脏的重要性。

如欲了解更多有关呵护肝脏的信息，请参阅第七章中的荷尔蒙平衡方案第三步。

呵护肝脏小贴士

1. **多喝水，少饮酒**——这一点无须赘述。随着年龄的增长，肝脏对酒精的处理能力逐渐下降，水合作用的影响愈加突出（所以我还是忍不住要叮嘱您）。

2. **多吃十字花科蔬菜**——如西蓝花、花椰菜、羽衣甘蓝、卷心菜、球芽甘蓝、芝麻菜、水田芥等。这些蔬菜含有吲哚-3-甲醇，能够帮助肝脏代谢多余的雌激素。建议您每天吃两份十字花科蔬菜（如果您无法做到，也可以服用二吲哚甲烷补充剂）。

3. **远离糖等精制碳水化合物和加工食品**——大量摄入糖和劣质脂肪只会加重肝脏负担，导致胰岛素、皮质醇和雌激素水平升高，这可不是好现象！

4. **摄入足量的蛋白质**——食用蛋白质思慕雪是补充蛋白质的一种快捷方式，但应确保蛋白质的质量（建议乳制品不耐受者选择植物蛋白）。

5. **保持排便通畅**——便秘会导致有毒废物在体内堆积，使雌激素被重新吸收并在体内循环。为了保持排便通畅，您应坚持摄入足量的膳食纤维，补充镁，多喝水，多运动。

6. **避免滥用药**——是药三分毒，药物不宜乱吃！您服用的所有药物最终都需要肝脏解毒，如扑热息痛、布洛芬、避孕药和助消化药物。

7. **减压**——为吃饭留出足够的时间，坚持有意识进食。学习放松技巧（如正念、深呼吸、泡泡浴、听音乐等），以降低皮质醇水平。

8. **将个人及家庭日用品替换为天然有机产品**——因为您涂在皮肤上的物质能够直接进入血液。

9. **食用有机食品**——尽可能食用有机水果、蔬菜、乳制品、鸡蛋和肉类，以减少农药等化学毒素暴露。

10. **多出汗**——出汗是排除毒素的好方法。皮肤是人体最重要的排毒器官之一。锻炼、桑拿、汗蒸等所有能让自己出汗的方式都值得一试。

结论

- 肠道可对健康的各个方面产生重要影响。
- 人体内只有10%是人类细胞，其余90%为微生物！
- 肠道菌群会对人的食欲、体重、睡眠、新陈代谢、免疫系统、情绪、专注力、记忆力等产生巨大影响。
- 压力大、吃饭速度过快可导致消化不良，引发炎症和肠漏。
- 如今肝脏必须承担更重的负荷，才能完成排除毒素、保持身体健康的任务（它有500多种不同的功能）。
- 如果肝脏和肠道不堪重负，荷尔蒙也会受到影响。

◆◆◆ 第三部分 ◆◆◆

荷尔蒙平衡方案

YOUR HORMONE BALANCING PLAN

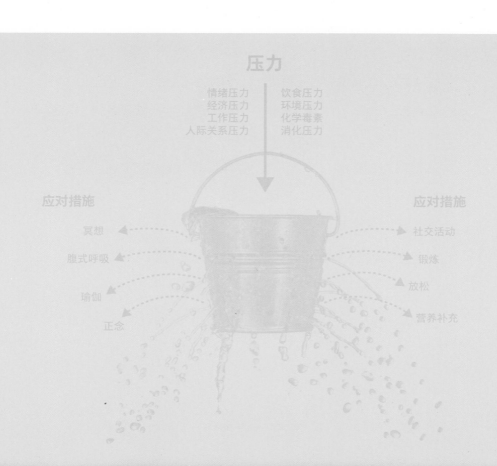

压力

情绪压力	饮食压力
经济压力	环境压力
工作压力	化学毒素
人际关系压力	消化压力

应对措施

冥想

腹式呼吸

瑜伽

正念

应对措施

社交活动

锻炼

放松

营养补充

●　●　●　●　●　●

荷尔蒙平衡方案：
营养与生活方式四步法

第一步
饮食
一切以平衡
荷尔蒙为目的

第四步
运动
合理安排
身体锻炼

**荷尔蒙
平衡方案**

第二步
休息
按下暂停键

第三步
排除毒素
使身体焕然
一新

现在您已经对四大荷尔蒙有了更深入的了解，并明确了饮食和生活方式对它们的影响。接下来我将介绍如何掌控它们，以实现保持长期健康的目标。

我首创的荷尔蒙平衡方案是一种简单易行的营养与生活方式调整方案，旨在平衡荷尔蒙，呵护您的身体。作为一套完整的系统方案，它是您实现终生荷尔蒙平衡的重要基础。

四大荷尔蒙的平衡不仅有利于改善健康状况，还能使您轻松达到理想体重，始终保持充沛的活力、平和的情绪和清醒的头脑，从而轻松应对各种压力。

该方案是我多年研究和实践的结晶，并融入了最新的研究方法和技术，可以有效促进荷尔蒙平衡。

荷尔蒙平衡离不开营养丰富的饮食、充分的休息和修复、清洁的环境和健康有活力的身体。荷尔蒙平衡方案可为您的荷尔蒙平衡创造所需的一切条件，使您保持健康。

该荷尔蒙平衡方案适用于所有人——其实您不必忍受荷尔蒙失衡带来的痛苦。该方案倡导的原则将帮助每个人过得更健康。如果您能说服伴侣、孩子、朋友和家人共同采用其中的饮食法，他们也将受益无穷！

> "与忍受荷尔蒙失衡所造成的痛苦相比，恢复荷尔蒙平衡容易多了。"
>
> ——《荷尔蒙恢复疗法》（*The Hormone Cure*）
>
> 作者萨拉·戈特弗里德（Sara Gottfried）博士

第一步　饮食

我之所以将饮食放在第一步，是因为它可以立即被实践，且效果立竿见影。这是因为，食物能够直接影响人体的生化过程和荷尔蒙平衡，而且具有即时效应。

为了真正实现荷尔蒙平衡，您需要转变对食物的态度，不要只将其作为能量的来源，而要将其视为信息的载体。食物能够向细胞和荷尔蒙发出信号，从而改变人的样貌、情绪、思维和行为。它能"告诉"身体是该消耗还是储存脂肪、提高还是降低能量水平，并能调节情绪和大脑功能，但也能激活致病基因。

我首创的这套荷尔蒙平衡方案只关注能为荷尔蒙平衡提供营养的食物——而且我们不必计算能量值！

如果您为荷尔蒙平衡提供了足够的营养，它们便能恢复平衡并正常工作。此时身体处于放松状态——它得到了足够的营养支持，没必要继续保持警觉。放松的身体有助于减除多余的体重，恢复新陈代谢。从而有助于您恢复精力、平复情绪，并为大脑、皮肤、心脏等器官提供更多的能量。

更重要的是，您无须为此"苦修"，也不必忍饥挨饿！

我深知戒除即食食品的过程很艰难。最初我甚至不知道什么是"健康食品"。我是两个孩子的母亲，有自己的事业，要努力规划健康饮食，定期锻炼身体，还要应对各种社交活动！那时的我理所当然地认为，将即食食品放进微波炉加热最"省时省力"。

直到真正开始为荷尔蒙平衡提供正确的营养物质，我才意识到健康食品才是简化生活的利器，我的健康状况因此大为改观。不仅如此，坚持健康饮食还使我的整个家庭受益颇多。

一切改变始于我真正采取健康饮食。我腹部的赘肉不见了，又能穿上以前的衣服了（我对减肥成功心存"幻想"，所以留下了它们）。突然之间，我有了用不完的精力，甚至能在夜晚陪丈夫一起看完一部电影（我坚持到了最后）；我对孩子等周围人的态度也更加平和；脑雾几乎在一夜之间消失得无影无踪。这一切都归功于那些健康食物，以及生活方式的调整。

我真心希望所有受类似问题困扰的35岁以上女性都能够像我一样实现华丽蜕变。

为了实现这个目标，我们首先需要研究清楚荷尔蒙在分泌、储存、传输和代谢过程中需要哪些营养物质的支持。

有益于荷尔蒙平衡的食物

这些有益食物构成了荷尔蒙平衡方案的基础。它们能够提供荷尔蒙平衡所需的大量营养物质，以及能使荷尔蒙更好地发挥作用的植物营养素。

我刻意淡化了食物的分量大小，以免引发您的焦虑情绪，但您应根据自身需求确定食物量。考虑到食物从真正吃到胃里，到带来饱腹感的荷尔蒙向大脑发送饱腹信号，之间存在时间差，我建议您放慢进食速度，并且吃到八成饱即停止进食。如果您的饥饿荷尔蒙过剩（如肥胖或压力大时），建议您使用"荷尔蒙平衡餐盘"确定自己的饮食配比。

低血糖负荷食物——如水果、蔬菜、全谷物、豆类、畜肉、鱼肉、鸡蛋、坚果。这些食物向血液中释放糖的速度较慢，有助于保持血糖稳定。它们能预防胰岛素的过量分泌，防止胰岛素对其他激素造成干扰、引发进食欲望，还能预防出现经前期综合征、疲劳、脑雾和情绪波动等症状。此外，食用低血糖负荷食物还有助于减少脂肪储存量（胰岛素是"脂肪储存激素"）。请参阅"相关资源"中的低血糖负荷饮食指南。

蔬菜——尽量丰富蔬菜的种类和颜色！不同种类和颜色的蔬菜可提供丰富的维生素、矿物质、植物营养素和膳食纤维。建议蔬菜的摄入量占每餐食物总量的一半，并且轮换食用不同的蔬菜。

> **十字花科蔬菜**
>
> 十字花科蔬菜可有效恢复荷尔蒙平衡，特别是它们还具有抗雌激素功效。这些蔬菜含有吲哚-3-甲醇，有助于促进新陈代谢和清除过量的雌激素。雌激素过量会引发经前期综合征、头痛、腹胀、乳房触痛和痛经，增加女性患多囊卵巢综合征、子宫内膜异位症、乳腺癌和卵巢癌的风险。十字花科蔬菜包括西蓝花、花椰菜、卷心菜、芥蓝、羽衣甘蓝、白菜、芝麻菜、水田芥、小萝卜、球芽甘蓝、山嵛菜、芥子、辣根。

膳食纤维——富含于全谷物、蔬菜、水果、豆类和种子中。膳食纤维可减缓碳水化合物中糖的释放速度，保护人体不受血糖"过山车"的影响（并因此降低胰岛素水平、减少脂肪储存量）。此外，膳食纤维还能帮助身体排出废物、毒素和过量的雌激素。膳食纤维的推荐摄入量为每天至少35 g。以下食谱可以帮您实现该目标：

- 5 g苹果；
- 15 g扁豆；
- 5 g亚麻籽或5 g奇亚籽；
- 5 g西蓝花；
- 5 g鳄梨。

此外，建议您在日常饮用的思慕雪中添加可溶性膳食纤维，如车前子壳。

有益脂肪——富含于坚果、某些水果（如橄榄、鳄梨）、某些肉类（如富含脂肪的鱼肉、有机畜肉）、有机乳制品、鸡蛋以及某些食用油（如橄榄油、椰子油）中。荷尔蒙的分泌、储存和传输离不开这些脂肪。胆固醇是所有类固醇激素的前体（这也是胆固醇水平低下对人体有害的原因）。摄入有益脂肪能够促进脂溶性维生素（如维生素A、维生素D、维生素E和维生素K）的吸收。饮用脱脂奶毫无益处，因为它无法促进维生素的吸收！所以从现在开始，您应杜绝一切低脂食品。如果某种食品不含脂肪，食品企业往往会添加糖或人造香料等替代品，这会对您造成更大的伤害。大胆地拥抱健康脂肪，大胆地享受鸡皮、奶油、黄油、鸡蛋和培根吧（请尽量选择有机食品）！最重要的是，有益脂肪不会使您发胖！

◆ 我钟爱椰子油的原因

椰子油形似猪油，它富含饱和脂肪。然而更重要的是脂肪的类型。

在椰子油中，2/3的脂肪是中链脂肪酸（MCT），而在人类食用的大多数脂肪中，长链脂肪酸（LCT）的含量更丰富。人体对中链脂肪酸的反应虽存在显著的个体差异，但中链脂肪酸仍然被公认为具有多重健康功效。同时，最新研究显示，椰子油在促进减肥方面具有诱人的应用前景。

椰子油提取自白色的椰子肉，经过冷榨成油。数百年来，东南亚和太平洋地区长期食用椰子油或将其用于皮肤护理等。椰子树在这些地域的文化中享有崇高的地位，太平洋岛民将椰子树称为"生命之树"。

椰子油具有促进新陈代谢和稳定血糖的功效。

◆ 椰子油的健康功效

· **提供即时能量**——中链脂肪酸比长链脂肪酸小，它们无须经过胆盐的消化即可直达肝脏，迅速代谢成酮，为身体提供即时的能量。中链脂肪酸不会像其他脂肪一样储存在体内，是细胞的首选能量来源。所以食用椰子油能够快速提高人的能量水平，加速新陈代谢（这有助于增强甲状腺功能，提升减肥效果）。

· **促进减肥，同时加速新陈代谢**——研究证实，中链脂肪酸能增强并维持饱腹感，从而抑制人对含糖零食的渴望。不少研究显示，中链脂肪酸在减肥方面成效显著。

· **抗菌功效**——椰子油中的脂肪富含月桂酸。月桂酸可在体内转化为月桂酸单甘油酯，这是一种能够抵抗病毒、细菌和真菌的物质。月桂酸还存在于母乳中，能有效抑制念珠菌等微生物的过度生长。

· **抗衰老、维护心脏健康**——椰子油中含有多酚抗氧化剂，能够保护肝脏免受自由基的损伤，为免疫系统提供支持，并能预防心血管疾病。例如，对香豆酸就是其中的一种抗氧化剂，它具有保护动脉和降低低密度脂蛋白（LDL）胆固醇的功效。此外，椰子油中含有的维生素E是一种心脏保护剂和自由基清除剂。

· **促进大脑健康**——由于胰岛素抵抗的影响，阿尔茨海默病患者的脑细胞缺乏足够的葡萄糖供应，中链脂肪酸提供的酮体可以成为大脑的替代能量来源，因而中链脂肪酸可以减轻症状、防止病情恶化。

· **预防糖尿病**——和葡萄糖一样，中链脂肪酸也是一种即时能量来源，但中链脂肪酸不会导致胰岛素水平飙升。而长期高水平胰岛素是引发胰岛素抵抗和糖尿病的主要因素。将脂肪和碳水化合物搭配食用，有助于减缓糖向血液的释放，减少胰岛素的分泌，平衡血糖，进而降低患胰岛抵抗和糖尿病的风险。

椰子油食用小贴士

· **加入思慕雪中**——不仅能改善思慕雪口味，还能帮助人体吸收思慕雪中的其他营养成分（只要思慕雪中含有大量绿叶蔬菜）。
· **加入咖啡中**——我喜欢早上喝咖啡时放一茶匙椰子油，这能改善我的精力和专注力。如果和少许杏仁奶搭配，它们还会使咖啡别有风味。
· **用于烹饪**——许多植物油的稳定性较差，遇高温（煎炸、烘炒）容易变质，生成反式脂肪酸。相比之下，椰子油更适合烹饪，因为它性质稳定，即使在较高的温度下也不会发生结构变化。
· **尽量选择特级冷榨初榨有机椰子油**——不同的椰子油存在差异，冷榨特级椰子油采取了非加热提取法，富含氧化剂，不易酸败。

157

蛋白质——富含于有机畜肉、鱼肉、乳制品、鸡蛋、坚果、豆类、藜麦、螺旋藻中。高质量蛋白质有助于减缓糖向血液的释放速度（从而避免胰岛素过量），加速新陈代谢，提高带来饱腹感的激素水平（从而控制您的食量），修复骨骼和肌肉。人体的排毒过程同样离不开蛋白质的参与。所以，建议您每餐都摄入蛋白质，尤其是早餐。鸡蛋、坚果慕斯藜麦片或（低糖）格兰诺拉麦片、有机天然酸奶、蛋白蔬果思慕雪都是高质量蛋白质的膳食来源。

有机食品——如果条件允许，请尽量选择有机食品。有充分的证据表明，传统农业使用的农药会对人的荷尔蒙造成干扰。带皮食用的水果和蔬菜应以有机产品为主，如苹果、浆果等。香蕉、鳄梨和菠萝可以选择非有机产品，因为去皮食用能够去除大部分非有机食品中的化学毒素。非有机动物食品不仅营养含量较低，而且会激活人体内的炎症通路。所以建议您选购有机

第七章 荷尔蒙平衡方案：营养与生活方式四步法

畜肉、鱼肉、乳制品和鸡蛋。虽然全部替换为有机食品并不现实，但在条件允许的范围内尽量选择有机食品对您的身体大有好处。

黑巧克力——巧克力的主要原料可可豆中富含抗氧化剂和对荷尔蒙有益的矿物质，如镁。但选购巧克力时应注意含糖量，含糖量越少、纯度越高越好（确保可可固形物含量大于70%）。

蛋白蔬果思慕雪——根据我的知识积累和临床经验，如果您能在早上喝一杯营养丰富、口味上乘的思慕雪，那么它不仅能为您提供大量营养，而且能在接下来的一整天使您保持健康的饮食习惯。配比合理的思慕雪会产生较强的饱腹感，确保您午餐前不会感到饥饿。思慕雪应以绿叶蔬菜（而非水果）为主（以避免出现血糖"过山车"），同时应添加蛋白质和健康脂肪，为身体提供全方位的充足营养。此外，思慕雪中添加的脂肪还有助于各种维生素和矿物质的吸收。

您可以按照下列方法自制思慕雪，我在食谱部分也提供了我最喜欢的思慕雪食谱。

1. 基料

过滤水、椰子水、奶（有机全脂奶、无糖杏仁奶、椰奶、坚果奶）。

2. 水果（最多2种）

1/2根香蕉、1把浆果、1/2个苹果、1/2个梨、1个猕猴桃、1/4个菠萝、1/4个杧果。

3. 蔬菜（多多益善）

羽衣甘蓝、甜菜、生菜、芝麻菜、卷心菜、茴香、姜、黄瓜、芹菜。

4. 香料

薄荷、欧芹、香菜、肉桂、香子兰、姜黄。

5. 蛋白质

乳清蛋白（选择有机草饲牛奶制品）或不含乳制品的植物蛋白粉（我个人喜欢豌豆蛋白粉）。

6. 脂肪

各种坚果（未加工的天然种子，如亚麻籽、奇亚籽、葵花子、南瓜子、芝麻）、鳄梨、食用油（如椰子油、亚麻油、橄榄油）。

7. 可选食材

请参阅后文中的超级食物。

咖啡和茶——我知道有些人（包括我）酷爱咖啡，而我此前的荷尔蒙平衡方案中并不包含咖啡。但最新研究显示，高质量的天然咖啡具有明显有益健康的功效，甚至能预防糖尿病等慢性疾病。所以，原则上我不反对饮用咖啡或茶，但需要注意以下几点：

- **应选择天然咖啡而非速溶咖啡（远离各种加工食品）；**

- **不要相信脱因咖啡，因为大多数生产商会在化学物质的辅助下脱去咖啡因；**

- **如果您因饮用咖啡而产生了神经过敏、焦虑、心悸或失眠的症状，最好停止饮用。天生无法代谢咖啡的人也应避免饮用咖啡；**

如果您对乳制品不耐受，咖啡中请勿加奶。我个人喜爱天然的椰奶拿铁咖啡。

水合作用——我们都低估了水的作用！女性身体的平均含水量约为55%。所有细胞都需要水，荷尔蒙也需要水才能被传输到全身各处。水还有助于消化和排出毒素。研究证实，增加水的摄入量有助于减肥。然而，大多数人的水摄入量不足（这是身体的一大应激源，会导致皮质醇水平升高）。

水的最佳摄入量因人而异，但您可以先尝试每天饮用2 L水（包括茶饮）。如果您的尿液清澈无色，证明您已经饮用了足量的水。醒来后饮用500

ml水对身体有益，添加柠檬汁还有助于唤醒肝脏。上班时可带一瓶/壶水（避免使用塑料容器），以满足自己一整天的饮水需求。黄瓜、柠檬或薄荷可使水的口感清爽。建议您饮用过滤水（或瓶装水），因为自来水可能含有扰乱荷尔蒙平衡的化学毒素，如氟化物、氯和重金属。

含植物性雌激素的食物——研究表明，植物营养素有助于促进荷尔蒙平衡。它们与人体自身的雌激素分子极其相似，所以可用作雌激素调节因子。饮食中的植物性雌激素一般为类黄酮，在亚麻籽、豆类（如扁豆、鹰嘴豆）中的含量尤其丰富。亚麻籽是木脂素的最佳来源之一，木脂素可结合雌激素废物（效果是其他食物的100多倍）。种子（如芝麻）、十字花科蔬菜、全谷物和水果也具有类似功效。

- **巴西莓**——亚马孙流域传统饮食中的一种食物，是富含膳食纤维、脂肪和抗氧化剂的超级食物之一。

- **猴面包果**——原产于非洲，其维生素C含量是橙子的6倍，钾含量是香蕉的6倍，钙含量是牛奶的2倍！

- **小球藻和螺旋藻**——二者均属于蓝绿藻，营养价值极高，是天然的排毒剂。但它们作为食物口味不佳，可将其添加到蔬果思慕雪中，也可服用相关胶囊。

- **木槿花**——与其说木槿花是一种超级食物，不如说它是一种超级茶。我最近才发现，木槿花茶的抗氧化功效竟然是绿茶的3倍多！所以我现在习惯泡上一大壶木槿花茶（您可以尝试各种口味），冷却之后再加一些甜菊糖，放入冰箱冷藏，随喝随取。

- **枸杞**——又名西方雪果。长期以来，枸杞被中医用于治疗各种健康问题，包括抗衰老。枸杞不但口感良好（类似有嚼劲但甜度稍低的小红葡萄干），而且富含抗氧化剂、维生素、矿物质和蛋白质。

- **蛋黄果**——产自南美洲，富含膳食纤维、维生素和矿物质。蛋黄果具有焦糖的甜味，因此可用作天然甜味剂。

- **玛卡粉**——玛卡是一种产自秘鲁的根茎植物。玛卡已有数百年的应用史，可改善人的精力、耐力和性欲。

- **抹茶**——一种浓缩粉状绿茶加工品，其抗氧化剂含量是普通绿茶的3倍。可将抹茶添加到奶油麦片粥和奶昔中，也可将其作为拿铁咖啡的替代品。

- **辣木**——被称为非洲的奇迹之树。辣木除了树干不可食用，其他部位均可食用。辣木叶富含促进荷尔蒙平衡的重要营养物质，也是植物蛋白的重要来源。辣木籽富含膳食纤维，有助于排出毒素、代谢多余的雌激素。此外，辣木籽含有大量的镁，有助于改善情绪、缓解压力。

- **生可可**——巧克力的原料，它是世界上最美味的食物（在我看来），也是最健康的食物之一。生可可不仅含有高水平的抗氧化剂和镁，还能改善各种食

161

物的口感，尤其适合与思慕雪搭配。

- **小麦草**——富含叶绿素。叶绿素是一种植物性绿色色素，具有排毒功效，也是一种 DNA "保护剂"。但小麦草初尝起来风味不佳，需要逐渐适应，您可以用思慕雪掩盖其味道，或者像饮用龙舌兰一样将它一饮而尽。

健康的食品替换清单

- 将白米替换为糙米、野生米或花椰菜（由花椰菜制成"米饭"）。
- 将粗麦粉替换为藜麦粉。
- 将意大利细面条替换为西葫芦条（或胡瓜丝）。
- 将白皮土豆替换为甘薯。
- 将普通意大利面替换为无麸质糙米意大利面。
- 将水果味酸奶替换为有机天然酸奶（全脂）。
- 将碳酸饮料、果汁和汽水替换为柠檬气泡水。
- 将小麦面条替换为荞麦面条。
- 将含麸质酱油替换为无麸质酱油。
- 将花生酱替换为杏仁酱或腰果酱。
- 将水果思慕雪替换为绿蔬思慕雪。
- 将白糖替换为椰子糖或枫糖浆。
- 将粗麦饼干替换为燕麦饼干。
- 将含糖混合麦片替换为鸡蛋或燕麦。
- 将白葡萄酒替换为红葡萄酒。
- 将沙拉酱替换为自制橄榄酱汁、柠檬汁或醋。
- 将小麦粉替换为无麸质类型（杏仁粉、椰子粉、大米粉、木薯粉、小米粉、荞麦粉、苋菜粉、竹芋粉、鼠尾草粉、鹰嘴豆粉、藜麦粉、苔麸粉）。

当然，您不仅要了解哪些食物对荷尔蒙平衡有益，还要了解哪些食物对荷尔蒙平衡有害。以下我们将分析不宜食用的食物。

荷尔蒙平衡干扰性食物

荷尔蒙平衡干扰性食物是不宜食用的食物，因为它们不仅对荷尔蒙平衡无益，还会给您的身体带来压力。

◆ 糖

毫无疑问，糖应避免食用。它会破坏血糖平衡，导致胰岛素分泌过量。但您不仅要避免直接摄入各种糖，还应注意各种加工食品、烘焙食品以及水果思慕雪、果汁和低脂产品中隐藏的糖。这需要您养成阅读产品标签的习惯。此外，减肥产品也应列入您的禁食清单，因为它们通常含有人工甜味剂，可对荷尔蒙平衡（尤其是肠道和大脑内的荷尔蒙）造成影响。

代糖

如今，不少商家竟然贼喊捉贼地加入了抗糖行列，宣称自己使用了更健康的代糖，但这些代糖其实并不健康。当然，糖也有好坏之分，有些糖适宜食用，有些则不宜食用。

应避免摄入的糖

- **精加工糖**——如白糖和红糖。
- **果糖**——由于升糖指数（GI）较低，果糖一度被视为健康产品，但果糖会直接进入肝脏并以脂肪形式储存于体内。

- **蜂蜜**——精制蜂蜜看似无害，实则是纯糖，几乎不含任何原蜜成分。

- **龙舌兰糖浆**——这是一种精加工纯果糖，所以不要被龙舌兰的"健康"标签所迷惑。

- **木糖醇（也包括赤藓糖醇、山梨糖醇）**——身体无法消化糖醇，所以它们通常不会引起血糖升高。但糖醇是一种精加工食品，可引发消化问题，所以最好避免食用。另外，糖醇对狗有毒！

- **浓缩甘蔗汁**——通常作为包装食品的配料，它是伪装的蔗糖糖浆。

推荐食用的糖（应遵循适量原则）

- **原蜜**——原蜜保留了大量的营养成分和抗氧化剂。

- **有机枫糖浆**——糖的理想替代品，因为它未经过度加工，很好地保留了营养成分。深色有机枫糖浆的营养更丰富。

- **椰子糖（或棕榈糖）**——椰子糖浆或花蜜亦可。这些糖营养丰富，升糖指数低，但仍含果糖，所以只能少量食用。椰子糖的口味与红糖相似。

- **甜菊糖**——天然甜菊糖（绿色粉末）是一种绝佳的甜味剂（但余味稍苦），但不推荐食用精加工的甜菊糖。

- **枣（或枣糖浆）**——枣是糖的理想替代品，尤其适用于烘焙食品。将枣在水中充分浸泡，然后搅拌均匀，即可制成枣泥。

- **赤糖糊**——将甘蔗煮沸并去除大部分糖，这样形成的糖浆含有丰富的营养，尤以金黄色赤糖糊为佳。

- **糙米糖浆**——由糙米发酵制成，血糖负荷比糖低，适用于烘焙食品。建议选购有机、无麸质产品。

- **雪莲果糖浆**——不含任何化学毒素且血糖负荷低，富含益生菌，因此有助于减肥和预防糖尿病。

◆ 加工食品

应避免选购成分复杂的食物，因为它们通常含大量蔗糖、盐和植物油，有的还富含防腐剂、色素、香料等食品添加剂。它们不但无法被身体分解，而且会对荷尔蒙平衡造成干扰。

◆ 含麸质食物

含麸质谷物包括小麦、大麦、黑麦、斯佩尔特小麦等。小麦制品不仅会导致胰岛素水平升高（据说其升胰岛素速度比纯糖还快），其含有的麸质还会引发炎症，导致免疫系统攻击自身组织，而甲状腺是常受攻击的组织之一。研究发现，麸质敏感是导致桥本甲状腺炎的主要因素之一。

如果您正受到某种病症的困扰，建议您连续几周戒除含麸质食物。麸质是许多常见病症的致病根源，我们很容易通过食品排除法确定您的症状是否与麸质有关。如果您在戒除几周后感到症状减轻，可尝试将含麸质食物重新加入饮食。如果您出现腹胀、头痛或疲劳症状，说明您可能对麸质敏感，此时您可以通过专业的检测项目进一步证实自己的猜测，最终决定是否需要终生戒除麸质。

如今有不少理想的替代品可供选择，如藜麦、大米（糙米或野生米）、荞麦面条和无麸质意大利面。但您在超市选购无麸质产品时应擦亮眼睛！这些食物可能的确不含麸质，但它们可能在加工过程中加入了大量添加剂，所以未必是健康食品。

小麦、黑麦、大麦、斯佩尔特小麦

硬质小麦

卡姆麦

粗粒小麦粉

面包、裹面包屑或面糊的食品

意大利面

酱油

伍斯特沙司

风味薯片

大麦南瓜粥

啤酒、拉格啤酒、黑啤酒、麦芽酒

粗麦粉

焦麦屑

馅饼、点心

比萨

蛋糕、饼干

饺子、约克郡布丁

酱汁、肉汁

麦片

牛奶什锦（麦片、坚果、水果等）早餐

麦芽汁、麦芽糖浆

麦芽醋

大麦芽调味料

啤酒酵母

食用小麦淀粉

◆ 反式脂肪酸

不少即食食品和涂抹酱中都含有植物油，因为这种油最廉价（如葵花籽油、红花油、芥花油和菜籽油）。植物油生产过程中产生的反式脂肪酸具有极强的促炎作用，会提高人体内的皮质醇水平，增加患慢性疾病的风险。人造黄油和涂抹酱的制作过程中一般会添加精炼植物油。此外，大多数即食食品、沙拉酱、汤等中都含有植物油。这也是我建议您选购未加工食材并亲自烹饪的原因。高温烹饪可以使用椰子油、鳄梨油、酥油、黄油或动物脂肪。中温烹饪可以使用橄榄油。而优质非精炼植物油（如亚麻籽油、菜籽油和芝麻油）适合用作凉菜调味。

◆ 酒精

酒精不仅能瓦解人的意志（使人成瘾），还会扰乱血糖平衡，耗尽营养储备——尤其是B族维生素，而荷尔蒙的正常运行离不开足量B族维生素的支持。酒精也是口腔癌、喉癌、结肠癌、乳腺癌和肝癌的致病因素。建议您每年给肝脏留出几周的休息时间（一月份是我的禁酒月）。但如果您做不到这一点，可以只饮用红葡萄酒（其含糖量较低，抗氧化剂含量较高），也可以将含酒精饮料替换为苏打水，以减轻酒精的影响。此外，您还应在饮酒的间隙和睡觉之前饮用足量的水。

可适量食用的食物

◆ 乳制品（奶、奶酪、黄油、奶油、酸奶）

建议您尝试连续几周禁食乳制品。从饮食中排除乳制品并非因为有机乳制品不健康（事实上有机乳制品含有大量人体必需的营养物质），而是许多人并不知道自己对乳糖或酪蛋白不耐受。因为没有引发严重反应，所以很多乳制品不耐受的情况都被忽略了，这对人体健康构成了威胁。如果您希望继续食用乳制品，在饮食排除试验结束后，可以将乳制品重新加入饮食，并观察自己的身体情况有无变化。建议您先食用羊奶，再尝试酸奶、黄油和其他奶。如果身体有任何反应，请尝试无乳糖奶或A2奶。

> **种族性乳糖不耐受**
>
> 　　研究表明，白种人的乳糖不耐受率为 5% ～ 15%，而亚裔和非裔的乳糖不耐受率可能高达 70% ～ 100%。

◆ **水果**

少量食用水果对人体有益，因为它们不仅含糖，还含有膳食纤维和营养素，但果糖过量同样可使胰岛素飙升，所以我建议您将水果的日摄入量限制在2块（约200 g）即可，但浆果和柑橘类不受限制，因为它们的含糖量较低。

◆ **大豆制品**

在亚洲，食用大豆制品可能是女性潮热等绝经期症状发生率较低的原因。但大豆是否对女性（尤其是存在甲状腺问题的女性）健康有益，研究人员的观点不一。大豆中的异黄酮已被证明对人体有益，但大豆中同样富含草酸盐和谷氨酸盐，过量食用可引发各种健康问题。此外，大豆也是一种常见的过敏原，所以我的建议是，避免食用精加工大豆制品（如豆腐、豆浆、酱油等），如果您并未对大豆产生不良反应，可少量食用发酵大豆制品（如味噌、豆豉和纳豆）。

食物与特定的荷尔蒙

上文提到的一般饮食原则有助于促进荷尔蒙平衡，改善您的健康状况。如果您存在特定的荷尔蒙失衡问题，可以有针对性地将下列食物添加到饮食中。

◆ 皮质醇

虽然第二步措施——休息对于恢复皮质醇平衡至关重要，但饮食干预同样有效：

- **低血糖负荷食物**——如甘薯、糙米、野生米、藜麦、荞麦、燕麦、豆类、低糖水果。这些食物能够维持血糖平衡，具有降低皮质醇（低血糖时释放）水平的功效。详情请参阅"相关资源"中的低血糖负荷饮食指南；

- **B族维生素**——富含于全谷物、畜肉、乳制品、绿叶蔬菜、坚果中。维护肾上腺功能离不开B族维生素的支持；

- **维生素C**——富含于某些蔬菜（如灯笼椒、西蓝花）柑橘类水果中。维生素C可为肾上腺储备提供支持；

- **镁**——富含于坚果、深绿叶蔬菜、黑巧克力中。镁有助于缓解压力，使人体放松；

- **蛋白质和优质脂肪**——每餐都应摄入充足的蛋白质和优质脂肪，这有利于维持饱腹感和血糖稳定；

- **肉桂**——肉桂有助于维持血糖稳定；

- **绿蔬蛋白思慕雪**——早餐可以尝试绿蔬蛋白思慕雪，详见食谱；

- **避免食物应激源**——如加工食品、糖、酒精、植物油；

- **识别并避免致敏食物**——如麸质、乳制品、大豆、鸡蛋、玉米。

◆ 甲状腺激素

保持正常的甲状腺激素水平离不开各种营养物质的支持，包括：

- **B族维生素**——富含于全谷物、畜肉、乳制品、绿叶蔬菜、坚果中。B族维生素（尤其是维生素B_{12}和B_2）是有助于甲状腺激素合成的维生素；

- **维生素D（多晒太阳）**——细胞上的甲状腺激素受体的激活需要维生素D的参与；

- **维生素A**——富含于动物肝脏、草饲动物黄油中。甲状腺激素受体的激活同样离不开维生素A；

- **铁**——富含于肉类、坚果、豆类、果干、全谷物中。铁参与甲状腺激素的合成和转化；

- **硒**——富含于坚果（如巴西坚果、芝麻、葵花子）、某些肉类（如畜肉、鱼肉）、糙米、鸡蛋中。硒可促进T4-T3转化；

- **锌**——富含于某些肉类（如牡蛎、羊肉、沙丁鱼）、坚果、生姜、全谷物中。垂体分泌TSH需要锌的支持；

- **镁**——富含于坚果、深绿叶蔬菜、黑巧克力中。TSH的分泌同样离不开镁的支持；

- **碘**——富含于某些肉类（如鱼肉、畜肉）、贝类、海菜（海苔、海带、裙带菜等）、鸡蛋、乳制品、海盐中。T4的合成离不开碘；

- **酪氨酸**——富含于某些肉类（如鸡肉、火鸡肉、鱼肉）、鳄梨、坚果、乳制品、乳清蛋白中。酪氨酸是T4和T3中的主要氨基酸；

- **ω-3脂肪酸**——富含于脂肪丰富的鱼肉、亚麻籽、核桃中。ω-3脂肪酸对甲状腺细胞具有保护作用；

- **中链脂肪酸（MCT）**——富含于椰子油和液态中链脂肪酸植物油中。这种脂肪酸有助于加速新陈代谢；

- **避免摄入麸质（尤其是当您已经确诊患甲状腺功能减退时）**——研究显示，麸质与自身免疫性甲状腺疾病及乳糜泻之间存在关联；

- **避免摄入大豆加工制品**——如豆奶、大豆分离物、"素肉"、大豆奶酪、大豆酸奶、豆腐等，这些大豆制品可能损害甲状腺功能。

◆ 雌激素

进行饮食调整有助于调节您的雌激素水平：

- **植物性雌激素**——富含于亚麻籽、扁豆、鹰嘴豆中。这些食物含有植物性雌激素，有助于调节您的雌激素水平；

- **膳食纤维**——富含于水果、蔬菜、全谷物、坚果、豆类中。膳食纤维有助于代谢多余的雌激素；

- **富含脂肪的鱼肉**——ω-3脂肪酸有助于减少炎症，维持荷尔蒙平衡；

- **十字花科蔬菜**——如西蓝花、卷心菜等。十字花科蔬菜可帮助身体代谢多余的雌激素；

- **维生素E**——富含于杏仁、葵花子、菠菜、橄榄、浆果中。维生素E可促进黄体酮的合成，缓解经前期综合征相关症状和乳房触痛；

- **选购有机产品**——避免农药暴露可以减少对荷尔蒙平衡的干扰；

- **不吃加工肉类和乳制品**——尽量购买有机产品；

- **避免饮酒**——酒精不仅会引发潮热，还会导致雌激素水平升高。无论您的雌激素水平如何，饮酒都是有害无益的。

弗朗西丝的故事

绝经期腹胀

53 岁的弗朗西丝受尽了绝经期荷尔蒙失衡引发的各种症状的折磨，如疲劳、体重增加、潮热、失眠和消化问题。但她希望实施某种天然疗法恢复荷尔蒙平衡。以下是她实施荷尔蒙平衡方案后的治疗心得：

"进入绝经期以来，我的体重逐年增加，而且精力不足、睡眠质量差，潮热和消化问题也困扰着我。妮基为我做了荷尔蒙检测，并为我制订了荷尔蒙平衡方案，我的睡眠质量最先得到了改善，这种改变用'翻天覆地'形容也不为过！而且我的体重在 2 周内减掉了 3 kg。更神奇的是，这是在我丝毫没有饥饿感的前提下实现的。30 天后，我不仅成功减重 5 kg，精力也恢复了正常，潮热和消化问题也消失了！我现在爱上了这种健康的生活方式，再也不想回到过去。感谢妮基的荷尔蒙平衡方案，感谢她给予我的支持。"

省时妙招

时间不足是许多女性在追求健康饮食过程中遇到的主要问题之一。

我深知女性的忙碌，尤其是35岁以上的女性。因为该年龄段的女性需要应对家庭、工作等各种事务，可谓多头兼顾，焦头烂额！

在这种情况下，女性只能将自身的需求排在待办事项的最后。这意味着她们不得不经常拿各种即食食品充饥，即使这些食品并不健康。

我们无法回避的一个事实是，为了维持荷尔蒙平衡，我们必须（尽可能）选择新鲜的天然食材，而非已经加工好的熟食或包装食品。

然而食材的准备过程往往耗时费力。为此我总结了一些节省时间的小窍门：

- **批量烹饪**——提前（比如周末）批量做好饭菜，将其分成多份冷冻起来。工作日只需将其解冻加热即可。藜麦芝士塔布勒沙拉（详见食谱）是我最常批量制作的食物。做好后放入冰箱冷冻，可作为快速午餐、零食和配餐食用。为了保持口感新鲜，橄榄油应随吃随加；

- **批量准备食材**——将食材按2～3倍的量准备，剩下的食材可以冷藏起来，当作第二天的午餐或晚餐原料；

- **选购健康的加工食品**——有些加工食品同样是健康的选择。为了节省时间，我一般选择加工好的藜麦、大米和扁豆。但应选择值得信赖的品牌并阅读产品标签，确保其不含植物油、添加剂等成分；

- **提前一晚上准备思慕雪**——在前一天晚上将制作思慕雪的食材倒入搅拌机（不加水），然后放入冰箱。第二天早上加水搅拌即可。建议您购买一款好用的搅拌机。另外，思慕雪喝前别忘了摇一摇；

- **提前备好午餐**——前一天晚上将沙拉等午餐食材切好，第二天将其混合，一顿方便、管饱的午餐就做好了。如果您的办公室有烤箱或微波炉，可以将汤提前煮好，午餐时稍微加热即可饮用；

- **选择上门配送**——网上购物值得推荐，因为这会为您节省大量时间。为方便起见，您可以提前列好自己一周所需的物品清单，在没时间去商店的情况下，只需网上下单即可；

- **提前囤货**——这些都是您不希望"货到用时方恨少"的产品，如食用油（橄榄油、椰子油等）、调味料（香料、芝麻酱、蕃茄酱等）、豆类（鹰嘴豆、扁豆等）、谷物（糙米、野生米、藜麦等）、坚果、无麸质面条等；

- **将家人动员起来**——首先，将自己的餐食与家人的分开制作很不现实。其次，我的饮食方案并非寡淡无味，而是鲜香可口的！所以我建议您动员家人共同食用，使所有人都能受益。您也可以耍点小聪明，偷偷替换食材。他们可能根本不会注意到您已经将白米换成了糙米，或者将粗麦粉换成了藜麦粉（比如，我将孩子们常吃的尖管面替换成了无麸质糙米通心粉，他们并未发现任何异常）。

烹饪方法

即使食材健康，不健康的烹饪方式也会使食物的营养价值大打折扣……

所有油脂都有发烟点。高于发烟点，油脂结构会发生变化，危害人体健康。例如，橄榄油的安全温度不超过180℃，如果烹饪温度超过180℃（烧烤和大火炒菜大多会高于该温度），您应选择椰子油、鳄梨油、黄油等动物油脂。如果食谱要求将油预热，您应确保加热时油不冒烟或不发出"嘶嘶"声。向锅中加水或添加食材可以降低烹饪温度。如果您不确定油温是否合适，尽可能选择对健康更为有益的低温烹饪。植物油（如坚果油）都不适于高温加热，只可用于凉菜调味。

烹饪畜肉和鱼肉时应防止烧糊或烧焦。肉类一旦被烤（或炸）黄或变脆，就会生成各种威胁健康的化合物，如杂环胺和多环芳烃，这些化合物与多种癌症的发病有关。

综合来看，慢炖、清蒸、水煮或低温烘烤是健康的。

为避免营养流失，蔬菜的烹饪应以蒸为主（而不是煮）。此外，建议您每天生吃一些水果和蔬菜，混合果蔬沙拉是完美的选择。

进食时间

饮食选择的巨大影响上文已做过详细阐述。如果您希望将饮食的作用发挥到极致，还需要注意进食的时间。

◆ 不乱吃零食

在过去的10年间，"少食多餐"已成为几乎所有膳食专家和营养师的口头禅。他们美其名曰："这有利于保持血糖稳定……"

如果您是低血糖或糖尿病患者，需要靠进食维持正常的血糖水平，这无可厚非。但这种"不停嘴"式的进食法对普通人并无益处。频繁进食只会刺激您的胰腺，导致其分泌越来越多的胰岛素。

不幸的是，普通人在潜移默化中接受并采纳了这一观点，如今的英国已成为一个零食消费大国，并围绕零食建立起了庞大的产业，这与我们祖父母时代已迥然不同。那时的他们认真安排一日三餐，甚至根本没有吃零食的概念。我至今还记得幼时第一次看到的那则电视广告语："想让孩子快乐很简单，一颗软糖就够了。"从那以后，零食行业开始蓬勃发展，逐步形成了我们如今所见的庞大休闲食品产业。

许多专家认为，人类吃零食的习惯是造成肥胖流行的一个主要因素。众所周知，人的血糖水平在进食时升高，胰岛素则将血糖以脂肪的形式储存起来。血糖通常能为人体提供约3个小时的能量，之后人体开始消耗脂肪，以维持身体的正常运转。如果我们不停地进食，身体便没有机会消耗脂肪，而是完全依赖糖供应能量。

所以保持两餐之间间隔4～5小时，可促进身体消耗更多的脂肪。感到饥饿也没关系。在这个食物触手可及、立等可取的社会，很多人已经忘记了饥饿是什么感觉。饥饿感是人体的正常反应，您大可不必担心自己真的会挨饿。而且饥饿感通常不会持续太久，之后您会发现自己并无异常。事实上，很多人之所以感到饥饿，是因为没有摄入足量的水，或者只是感到无聊或悲伤。

当然，如果您已经饿到不能自持，甚至头晕目眩，则应立即进食。低血糖的情况虽然并不常见，但也会造成严重的后果，所以低血糖患者应理智地满足身体的需求。

◆ 断食

您或许听说过间歇性断食法，以及它在减肥和改善其他健康指标（包括衰老）方面的功效。虽然我无意质疑相关科研成果的正确性（而且我也认为这种断食法的确对很多人有效），但我严重怀疑它对受荷尔蒙失衡困扰的35岁以上女性的健康改善有益。我认为间歇性断食法会扰乱人的血糖稳定，并提高皮质醇水平——这并不是我们想要的结果。

事实上，曾经尝试过间歇性断食法（如5∶2断食法和隔日断食法）的女性告诉我，长期坚持间歇性断食法会使她们脾气暴躁、身心疲惫，并在"非断食日"疯狂进食各种不健康食品。

我推荐一种更简单安全的方法——睡眠期间断食，它既能使您获得断食的功效，又不必忍饥挨饿地在热量上斤斤计较！

睡眠期间断食

夜间长时间断食同样能达到间歇性断食的效果。在美国加利福尼亚州，研究人员将小鼠分为两组，对其中一组日夜频繁地投喂食物（相当于不断地使其吃零食），而另一组的投喂集中在8小时内完成，且两组食物的热量相同。后来他们惊讶地发现，第二组小鼠比第一组更健康，第一组小鼠患了脂肪肝和肥胖症。虽然理想的断食时间为16小时，但断食12小时也能带来众多益处。

有夜间断食理论表明，人在空腹睡觉时，身体能够更好地重启新陈代谢并消耗脂肪。其原因在于，人白天摄入的食物会以糖原的形式储存在肝脏内，并在夜间慢慢转化为葡萄糖，以保持血糖稳定，同时为细胞提供能量。在储备葡萄糖（糖原）被耗尽的情况下，身体会消耗脂肪。所以，如果您夜间进食，身体便无法及时将糖原消耗完。所以在就寝之前，您需要给身体足够的消耗脂肪的时间。对于有减重需求的人来说，这是个不错的选择。

而且这种断食法比在健身房锻炼几个小时容易得多。

虽然理想的断食时间是16个小时，但这实际上不太现实，尤其是当您约朋友出去吃饭，抑或您工作到很晚需要吃夜宵时。但12小时断食明显更具可行性，而且可带来类似的效果。这种断食方式意味着晚餐和次日早餐之间需间隔12小时。所以，如果您20点结束晚餐，那么次日的早餐不应早于8点。

此外，您可在有条件时采用16小时断食法（如周末、夜间不外出或工作到深夜时），这意味着如果您18点吃晚餐，须次日10点再吃早餐。

重要的是，在断食期间不能进食任何东西（水除外），即使一杯葡萄酒或茶也不行！

结论

- 选择天然食物！

- 蔬菜应占餐食的一半，建议多食用十字花科蔬菜。

- 拥抱健康脂肪，因为荷尔蒙需要它！

- 尽量选购有机食材。

- 选择蔬菜以绿色和多叶为佳，椰子油益处很多。多选择营养丰富的超级食物。

- 制作绿蔬蛋白思慕雪。保持饮水充足。

- 大量准备食材和批量烹饪能够节省时间。

- 高温烹饪应选择结构稳定的油脂，凉菜调味可选择高质量植物油（如坚果油）。

- 不乱吃零食，一日三餐，吃饱吃好。坚持睡眠期间断食。

第二步　休息

▍压力管理

第三章提到，压力可对人的整体健康特别是荷尔蒙平衡产生巨大影响。随着时间的推移，应激激素水平上升可导致血压升高、脂肪增加、能量水平降低、免疫力下降、消化功能受损和性激素水平下降。这些可进一步导致经前期综合征、消化问题、频繁感染、失眠、生殖问题、抑郁、腹部脂肪堆积、疲劳、脑雾、情绪波动，甚至可能导致患心脏病、糖尿病的风险增加。

所以，压力可引发严重的健康问题。如果您不重视压力管理，就算您采取了最佳饮食方式，健康度过晚年的希望也可能化为泡影。

如果您的压力长期得不到纾解，最终可能导致肾上腺疲劳并长期感到疲惫不堪。

◆ 压力水桶

如果将所有压力比作一个水桶，工作压力、家庭烦恼、经济问题、情绪问题、人际关系、不良饮食、睡眠不足、化学毒素等就是水桶中的水。这些因素制造的压力有大有小，但它们具有累积效应，很快就会将水桶装满。如下页图7-1所示，水桶上的小孔代表您的应对机制，即压力的纾解手段，能够防止水满溢出。

但当您的压力过大或应对不当时，水桶中的水就会外溢，身体也会逐渐崩溃，使您更容易受到疲劳等慢性健康问题的困扰。

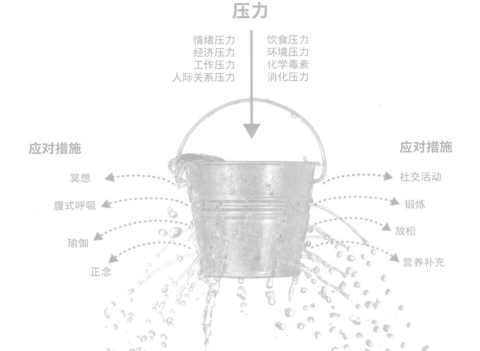

图 7-1 压力水桶

  我深知压力是不可避免的，因为它是现代生活的一部分。但我们可以控制自己的休息和放松时间，从而为身体赢得喘息之机，使其更好地应对生活中遇到的各种问题（追求高效人士请注意，最新研究显示，人的休息时间越长、工作时间越短，效率反而越高）。

压力的管理方式

◆ 消除明显的应激源

我们能够很容易感受到工作、家庭、人际关系、交通、丧亲等因素产生的显性压力，但更多时候面临的是深层次的隐性压力（我们甚至察觉不到它的存在）。

- **确定明显的应激源。** 再次回顾第三章的潜在应激源，并在所有可能造成压力的选项上打钩。

- **制订计划消除各种应激源，** 您可能需要专家的帮助。消除应激源是一个漫长的过程，但如果您不去寻找源头，就只能疲于应对压力带来的各种后果。

- **给自己设个底线，学会经常说"不"。** 女性天生习惯迁就他人，并因此承受了太多额外的压力。所以，建议您梳理自己的日程安排，取消自己不愿意做的事情，还自己自由！

消除饮食压力

遵循第一步中的饮食原则，消除饮食中的各种潜在应激源。停止一切节食法，因为它们同样是压力的制造者！

消除环境压力

遵循第三步中的毒素排除原则，将化学性应激源暴露的概率降至最低。

消除情绪压力

如果压力源自您的情绪，建议您寻求专家的帮助。情绪压力可能来自曾经的创伤、自我认知、人际关系问题、孤独、悲伤、愤怒等。如果不加以处理，情绪压力将始终是一大应激源，使您在其他方面所做的努力付之东流。

◆ 使自己慢下来

激活副交感神经系统（"启动"人体的休息和修复模式），抑制自己的"战或逃"反应。要做到这一点，您需要通过下列方式使自己慢下来：

- **腹式呼吸**——腹式呼吸有助于抑制应激激素，从而促进减肥、缓解焦虑，改善情绪、优化大脑功能。将一只手置于腹部，用鼻子吸气，默数到5，直到腹部隆起，感受空气进入下肺部为止。然后在5秒钟内将肺中气体缓缓呼出，使腹部慢慢回缩。重复以上动作10次，每天练习1～2组，也可以在感到压力时练习；

- **正念**——摒除心中的杂念，保持"正念"（专注于当前，只关注当下）。正念可对人的整体健康产生巨大益处。饮食同样应遵循正念原则——进食时集中精力，仔细观察食物的外观，感受食物的质地、味道和口感。这不仅能达到细嚼慢咽的效果，使您更容易产生饱腹感，还能让您真正放松地感受食物的美味！此外，正念适用于各种场合，如走路、开车、排队、乘车、刷牙、听音乐时等；

- **瑜伽**——对于我来说，瑜伽不仅是一项运动，还是有效的减压工具。练习瑜伽的关键在于找到适合自己的课程。瑜伽课程风格多样，教练的教法各异，课程之间存在巨大的差异。我们往往接受某种风格，但又排斥另一种。但只要您坚持寻找，总能找到适合自己的课程；

- **亲近自然**——建议您多参加户外活动、亲近自然，尽量多晒太阳、多散步，这些都是降低皮质醇水平的有效方式；

- **培养兴趣**——舒缓的音乐、烹饪、填字游戏、园艺等。总之，能让您享受其中的一切活动都有益于身心放松；

- **阅读**——阅读是最简单、最快速的减压方式之一。研究显示，阅读可在短短6分钟内产生减压效果；

- **按摩**——听上去像是一种奢侈的享受？事实上，每周做一次15分钟的**按摩**能够有效降低血压和皮质醇水平，同时提高5-羟色胺和多巴胺的水平；

- **社交活动**——好朋友和社交网是一个巨大的压力释放器。但您应注意区分谁才是"真正"的朋友，那些只会让您感到沮丧和疲于应对的人对降低皮质醇水平并无益处。应远离他们；

- **笑口常开**——科学研究表明，观看有趣的电影或电视节目，或者和喜欢逗自己开心的人在一起也是减压的好方式；

- **度假**——不少女性工作辛苦，工作时间长，周末还要加班。有些人甚至连假期津贴都没有！如果度假是让您摆脱工作的唯一办法，那么请提前留出时间，坚持定期度假。其实您真正需要的并不是度假，而是从工作环境（如处理电子邮件）中解脱出来，为自己创造喘息之机；

- **远离电子产品**——每周抽出一天的时间，完全远离电子产品（我知道这很难），为身体创造充足的休息时间；

- **性生活**——女性在围绝经期可能受到性欲低下的困扰，但性生活对皮质醇水平有着不可思议的影响。女性在性交时会分泌催产素（尤其是在达到高潮时），而催产素有助于缓解压力和焦虑，促进内啡肽的分泌，帮助人入眠。如果阴道干燥，可以尝试天然润滑剂（或者要求医生为您开具阴道凝胶、乳膏或栓剂）；

- **接地气**——您听说过"接地气"的概念吗？"接地气"的字面意思是指让身体与地面接触，即在室外或室内地板上赤脚行走。想必您也喜欢在沙滩或草地上赤脚行走的感觉吧（尽管英国的冬天很糟糕，但我相信您一定也有美好的暑假经历）？当您的皮肤与地面接触时，大量自由电子会从地表转移到皮肤上。科学研究显示，经常接地气对身体大有裨益，尤其是在缓解压力、减轻疼痛、促进心血管健康和睡眠方面。

由此可见，减压的方式不止一种。当然，对于生活忙碌的人来说，将放松放在首位并不容易，但您仍然要寻找一切对身心有益的方式，将其融入生活，并且不给自己找借口。建议您列出10项能使自己感到快乐或平静的活动，坚持每天完成其中一项。

◆ 优化睡眠质量

我在第四章阐述了压力与睡眠质量差的关系、睡眠不足对荷尔蒙的影响及其引发的长期健康风险。睡眠是天然的解压疗法，但压力也会影响人的睡眠！

凡事说时容易做时难。您越是了解睡眠的重要性，就越可能因睡眠不足而产生压力，您的睡眠也就会越少……

优化睡眠质量小贴士

· **黑暗环境**——保持卧室完全黑暗，因为人造光（尤其是电子产品发出的蓝光）会干扰褪黑素的分泌，而褪黑素是人的睡眠荷尔蒙。建议您用遮光布遮住闹钟、手机、电视或笔记本电脑发出的所有光。如果您因为某种原因无法完全遮蔽这些光线，请戴上眼罩。如果您必须在夜间使用笔记本电脑、平板电脑或者手机，建议佩戴防蓝光眼镜。

· **早睡**——研究表明，午夜前几个小时是恢复精力的黄金时段。人在睡眠时会经历不同阶段，包括快速眼动睡眠和非快速眼动深度睡眠阶段。而非快速眼动深度睡眠多发生在 23 点到凌晨 3 点之间，此时身体正在进行更多的修复工作。所以，建议您每天 23 点前上床睡觉。

· **关闭电子产品**——电子产品可对大脑造成过度刺激。如果您在夜间使用笔记本电脑、平板电脑或手机，您的大脑就很难停止思考。所以，尽量将这些电子产品放在卧室外。如果将其留在卧室，它们产生的电磁辐射还可能干扰褪黑素的分泌。

· **稳定血糖**——避免食用可快速释放糖的碳水化合物（如白面包、土豆、糖等），它们会导致血糖"过山车"效应。另外，有的人睡前 3 个小时以上不吃东西血糖很正常，而另一些人睡前吃一些低血糖负荷的零食（如坚果）是更有益的。

· **戒除咖啡**——我爱喝咖啡，但午餐后喝咖啡会影响我的睡眠。人对咖啡因的耐受性存在个体差异，而且随着年龄的增长，耐受性会逐渐下降。有些人需要较长的时间才能完成咖啡因的代谢，所以如果您有失眠问题，建议戒除咖啡一周，并观察身体的反应。此外，咖啡因还是一种利尿剂，所以您可能发现，**自己在戒除咖啡后竟然不用起夜了。**

· **锻炼**——除了能提高内啡肽水平，还有助于您晚上轻松入眠。

· **泻盐浴**——经常泡热水澡有助于舒缓肌肉，减轻压力。建议您泡澡时加入一些含硫酸镁的泻盐（一次 1 杯，倒入温水中化开），每次 20 分钟左右。

· **补充镁**——镁是一种具有镇静作用的矿物质，对舒缓神经和肌肉至关重要。如果您喜欢淋浴而非泡澡，建议您服用镁补充剂（喷剂、油剂、片剂、粉剂均可）。更多信息见第十一章。

· **饮用花草茶**——花草茶适合睡前饮用。如今市售花草茶可谓琳琅满目，可选择一些具有助眠功能的茶。

· **饮用香蕉茶**——香蕉皮的镁含量较高，但不宜直接食用。您可以将香蕉皮加水煮 5 分钟，然后捞出剩余的香蕉皮，将"茶"冷却后睡前饮用。

· **读书**——阅读有助于降低皮质醇水平，是一种天然的放松和助眠方式。

- **平复心情**——不停地思考过去或者谋划未来都会使您难以入眠。最好的办式是将各种想法写下来，然后强迫自己停止过度思考。建议借助相关 APP 或教程，帮助自己冥想或放松。
- **不看新闻**——睡前看新闻、惊悚片或恐怖电影容易引起精神紧张，所以应尽量避免。
- **睡前 4 ~ 6 小时杜绝酒精**——少量饮酒的确有助于入眠，但随着酒精的代谢，酒精刺激会使你在凌晨 3 点左右醒来，之后再也难以入睡。

◆ 保证营养供应

肾上腺需要大量营养物质维持应激激素的合成，包括：

- **B族维生素**——富含于燕麦、坚果、绿叶蔬菜、有机畜肉、鱼肉、乳制品中；
- **维生素C**——富含于各种蔬菜和水果（尤其是灯笼椒、猕猴桃、柑橘类水果）、乳制品中；
- **镁**——富含于各种水果（如鳄梨）、蔬菜（尤其是深绿叶蔬菜）、坚果、糙米、豆类、黑巧克力中。也可以服用镁补充剂，或者泡澡时加入含硫酸镁的泻盐。

营养补充剂

服用治疗剂量的营养补充剂可以快速恢复肾上腺激素平衡（但在服用任何新的营养补充剂之前，请务必咨询医生或相关从业人员）：

- **高质量复合维生素B**——尤其是维生素B_5和B_6；
- **维生素C**；
- **镁**——柠檬酸镁或甘氨酸镁最容易被吸收；

- **磷脂酰丝氨酸**——一种脑磷脂，有助于提高多巴胺水平，降低皮质醇水平；
- **草药**——如红景天、南非醉茄、圣罗勒、香蜂叶、甘草根。它们均有助于降低皮质醇水平。

冥想的益处

当您听到"冥想"一词时，首先会联想到什么？一个身体超级柔韧的人盘腿而坐，念念有词？

但冥想并非只有这一种形式。如果您认为这个词不合适，我们可以将其称为"静思"。您一天之中或许难得有静思的时间，但哪怕仅有片刻的时间——坐在火车上或者在公园里散步时，只要您每天能抽出几分钟清理头脑中的杂念，就会让您感到焕然一新。

如果您从未尝试过冥想，建议不妨一试。无须盘腿坐在地板上，舒服地坐在椅子上即可，但应挺直后背，双脚接地，然后闭上眼睛静坐10分钟。您可以听冥想引导课（网上有不少课程），也可以只专注于自己的呼吸，抑或聆听一些简单的声音。冥想的要诀在于只关注当下，进入放松模式，阻断皮质醇的合成，并向大脑发出一个明确的信号——您没有遇到危险，不需要那些应激激素，不需要储存脂肪，也不需要产生进食渴望。

研究证实，冥想有助于：
- 降低心率和血压；
- 减少应激激素（如皮质醇和肾上腺素）的合成，激活副交感神经系统，使人体进入休息和修复状态；
- 改善情绪；

- 激发创造力；

- 缓解疼痛；

- 减轻焦虑；

- 增强免疫力；

- 提高生育能力和性欲；

- 减轻肠易激综合征的症状；

- 减轻炎症；

- 改善睡眠质量；

- 减少暴食和情绪化进食，促进减肥；

- 降低患癌症和心脏病的风险。

如果您担心自己"做得不对"，建议您阅读罗素·西蒙（Russell Simmon）的著作《用安静改变世界》（*Success Through Stillness*）。西蒙在书中指出，他经常纠正人们的认识误区：

"人们认为自己不擅长冥想。他们也在努力尝试，却没能坚持下去，因为他们认为自己'做得不对'，或者未能获得'真正'冥想者应有的体验。但冥想并不意味着清空想法。

冥想也不意味着进入空虚之境。

冥想更不意味着忘记自己是谁、自己在哪里。

如果您担心自己'做得不对'，因为某些事情在冥想时并未发生，那么您应首先学会摒除这些杂念。"

结论

- 冷静下来，深呼吸，放松自己。

- 睡个好觉。

- 压力上瘾有害无益，只关注当下。

- 远离现代科技产品，给身体创造休息之机。

- 每天冥想。

- 培养爱好并坚持下去。

- 适时说"不"！

- 为肾上腺提供营养支持。

第三步　排除毒素

第四章介绍了环境毒素对荷尔蒙的破坏过程。环境毒素是人体的一大应激源，可对肾上腺、肝脏和肠道造成压力，进而提高皮质醇和雌激素水平，破坏甲状腺功能，并干扰荷尔蒙平衡。

除非您生活在与世隔绝的泡泡内，否则您每天都会暴露在各种毒素中。毒素是我们无法回避的问题，人体的新陈代谢过程同样会产生毒素，人体原本有能力处理自身产生的废弃物和来自环境的少量毒素，但人类如今面临着前所未有的严峻毒素暴露形势。大量证据表明，这些毒素严重影响了人类的健康。

尽管许多化学物质被证明"安全"，但它们是否具有累积效应有待进一步研究，所以尽量减少化学毒素暴露似乎是更明智的选择。但您大可不必谈"毒"色变，因为我们可以简单地选择天然的生活方式，为肝脏提供支持。

减少毒素暴露

如今"排毒"已然成为一个黄金产业，市场上充斥着宣称"能够解决一切问题"的排毒产品。但排毒并不像厂家宣传的那样，喝点卷心菜汤或吃个柠檬就万事大吉了。

您无须服用五花八门的药剂，采用那些自虐式饮食法，抑或采取复杂的方案。只需要减少毒素暴露，同时为身体的排毒系统（肠道和肝脏）提供营养支持。

◆ 环境清洁

城市居民会不可避免地受到空气污染问题的困扰，而农村居民也面临着有毒空气的危害——您可能住在喷洒农药的农场附近，残留农药会在空气中扩散。如果您自己抽烟或吸入二手烟，抑或在工作环境（如美发店、美甲店、干洗店、工厂等）中接触某些化学物质，那么您比大多数人更容易受到毒素暴露的影响，所以更需要采取措施保护自己。

不要沮丧和过度忧虑！以下方式可以帮您减少毒素暴露：

- 远离香烟烟雾；
- 室内摆放具有净化功能的植物（我个人喜欢白掌和芦荟）；
- 在室外庭院植树有助于消除交通工具产生的污染；
- 室内铺木地板，而非地毯；
- 如果某些衣物必须干洗，请在干洗后晾晒一段时间再穿；
- 负离子空气净化器有助于清除室内污染物。

在化学毒素含量较高的环境中工作的人应培养强烈的防毒素暴露意识。如果您因此出现了健康问题，建议您更换工作。如果换工作不现实，请做好防护措施，如佩戴呼吸面罩等，尤其是在您可能直接吸入化学毒素的情况下。

◆ 用品清洁

进入现代社会以来，人类已经发明了84 000多种化学物质，这些物质几乎被用于制造家居、园艺、个护、汽车、宠物等所有产品。

有些化学毒素通过呼吸直接进入体内，有些则被涂抹在皮肤上，经皮肤进入血液。

所以，家居用品、身体洗护用品等应选购天然、无毒素产品。

- 选购天然清洁产品。

- 选择精油作为芳香剂。

- 选购天然洗漱用品。

- 选购天然化妆品。

- 选用无氟牙膏。

- 选用天然除臭剂。

- 选购天然防晒霜。

- 避免使用除草剂等园艺化学制品。

- 选购无毒宠物驱虫剂。

- 尽量不干洗衣物。

- 选用天然染发剂（或者干脆做个有态度的银发姐姐）。

- 将特氟龙涂层和铝制厨具替换为玻璃、铸铁、陶瓷或钢制品。

- 避免使用保鲜膜特别是PVC保鲜膜，选择安全无害的替代品。

卫生棉条

　　女性都知道卫生棉条带来的便利，但这种便利是有代价的。卫生棉条容易滋生细菌，从而引发各种问题。大多数市售卫生棉条都含有人造纤维，具有较强的吸水性，但人造纤维不仅会将氧气带入阴道，从而促进细菌滋长，而且人造纤维还可能残留在阴道内，为毒素的滋生提供温床，使女性更有可能患中毒性休克综合征（TSS）。而毒素通过阴道进入血液也会引发严重的感染。

　　经过氯的漂白，卫生棉条的原材料可释放出一种名为二噁英的副产品，而二噁英是危害很大的致癌物和内分泌干扰物。除此之外，成千上万的废弃卫生棉条还会聚集在垃圾填埋场内，从而造成环境污染！

　　幸运的是，如今我们可以用新型产品替代卫生棉条。您听说过月经杯吗？这是一种能够放置在阴道内的可重复使用的硅胶杯，使用方便且安全。当然，月经杯需要清理，如果您能克服心理障碍，它将是卫生棉条的理想替代品。但如果您无法接受它，建议选购对自身和环境都更友好的有机卫生棉条。

双酚A

避免双酚A过度暴露的方式：

- **选用玻璃、陶瓷、不锈钢水瓶或食物容器替代塑料制品。我个人喜欢各种时髦的玻璃水瓶，这些水瓶很容易买到；**
- **普通塑料容器不可放入微波炉加热，加热会导致双酚A渗入食物；**
- **不可使用保鲜膜包裹油性食物，如奶酪。因为双酚A具有亲脂性，所以保鲜膜中的双酚A会被油性食物吸收。可使用纸质包装或非PVC包装替代保鲜膜；**
- **选购玻璃瓶装或纸盒装食品，而非金属罐装食品（尤其是酸性食品，如金属罐装西红柿）。**

◆ 饮水清洁

我们已在第四章探讨了自来水中含有的各种物质。为安全起见，建议您喝过滤水或瓶装水。当然瓶装水也未必100%安全，因为可能涉及塑料包装双酚A暴露问题。您可以使用玻璃材质的滤水壶，在水龙头或管道上安装过滤器（后者通常被称为"全屋过滤系统"）。但过滤器采用的技术不尽相同，所以您在购买之前应做足功课。我个人更青睐矿化滤芯的反渗透过滤系统，但这种系统价格不菲。

◆ 饮食清洁

与其采用各种疯狂的"排毒"方案，不如为身体的天然排毒机制提供支持。

- 选购有机食品，警惕除草剂、农药、抗生素和激素。
- 增加蔬菜摄入量，如西蓝花、花椰菜、卷心菜、芝麻菜等十字花科蔬菜，它们不仅有助于肝脏排毒，而且含有吲哚-3-甲醇，一种能加速新陈代谢并清除（多余）雌激素的物质。
- 多吃含硫食物，如鸡蛋、大蒜、韭葱、洋葱等，它们有助于排毒。
- 避免食用加工食品，尽量多吃天然食品。
- 多摄入膳食纤维有助于定期排便，从而促进身体排毒。膳食纤维还能与多余的雌激素结合，从而减少雌激素。
- 增加益生菌的摄入量，肠道有益菌可帮助身体排毒。
- 避免高温烹饪食物（如烧烤、油炸、烘烤等），因为高温烹饪会产生有毒副产品。慢煮或低温烹饪对健康有益，尤其是在烹饪肉类时。
- 选购野生鱼（而非养殖鱼）或有机鱼肉。
- 限制咖啡因和酒精的摄入。咖啡因和酒精的解毒过程会加重肝脏的负担，限制咖啡因和酒精的摄入能使肝脏得到应有的休息（如果您无法完全戒除咖啡和酒，可以尝试"二八定律"）。

增加抗氧化剂的摄入量，如增加维生素A、维生素E、维生素C、硒和锌的摄入量，这有助于预防体内出现过多的自由基（自由基会加速衰老），并帮助肝脏排毒：

- **维生素A**——富含于动物肝脏、草饲动物肉、黄油、橙子、红色蔬菜中；
- **维生素C**——富含于辣椒、西蓝花、绿叶蔬菜及浆果等水果中；
- **维生素E**——富含于坚果、鳄梨、脂肪丰富的鱼肉中；

- **硒**——富含于种子、巴西坚果、金枪鱼、卷心菜中；
- **锌**——富含于海鲜、草饲动物肉、杏仁、南瓜子中。

有助于身体排毒的其他方式

- **泻盐浴**——当您泡在含有少量硫酸镁的浴水中时，其中的镁会经皮肤吸收，达到放松肌肉、促进血液循环、促进营养传输和废物排出的目的。
- **出汗**——出汗是排除毒素的好方法。皮肤是人体最重要的排毒器官之一。锻炼、桑拿、汗蒸等所有能出汗的方式都值得一试。
- **干刷**——从足部和手臂开始，用刷子朝心脏方向刷皮肤，这有助于激活淋巴排毒系统，达到排毒的目的。
- **按摩、瑜伽、腹式呼吸**——都能促进血液循环，清除体内废物。

> **对肝脏有益食物**
>
> - **十字花科蔬菜**——如西蓝花、花椰菜、卷心菜、孢子甘蓝、水田芥、羽衣甘蓝、芝麻菜、白菜、芥蓝、球芽甘蓝等，有助于代谢多余的雌激素。
> - **含硫食物**——如大蒜、鸡蛋、韭菜、洋葱。
> - **绿茶**——一种强效抗氧化剂。
> - **新鲜蔬菜汁**——可选蔬菜包括胡萝卜、芹菜、香菜、甜菜根、欧芹和生姜，这些都含对肝脏有益的营养物质。
> - **花草茶**——加入牛蒡根、蒲公英根、姜根、甘草根、洋菝葜根、小豆蔻籽、肉桂皮等的花草茶。
> - **洋蓟**——可促进胆汁的分泌。

- **亚麻籽**——可调节雌激素水平。
- **橘子皮、葛缕子和莳萝油**——含柠檬烯。
- **葡萄、浆果和柑橘类水果**——含生物类黄酮。
- **芹菜**——利尿，促进毒素排出。
- **香菜（芫荽）**——有助于清除体内的重金属。
- **迷迭香**——含鼠尾草酚，是解毒酶的强效辅助剂。
- **姜黄**——具有抗氧化、抗炎功效。

◆ 有助于排毒的蔬菜汁

我喜欢榨汁，因为没有什么比蔬菜汁更能精心呵护身体了。新鲜蔬菜汁中含有的营养物质能直接进入细胞，为它们提供大量养分。消化系统也能借机得到休息——蔬菜汁易于消化，所以您会感到更有活力。如果您消化不良，蔬菜汁是一个理想的选择。

但蔬菜汁不含膳食纤维、蛋白质和脂肪，而肝脏和肠道的高效运转，血糖平衡，脂溶性维生素A、维生素E、维生素K的吸收，都离不开这些营养物质的支持。

所以，如果您准备实施以蔬菜汁为主的饮食方案，应确保其中含有适量的蛋白质（如蛋白粉、坚果、螺旋藻等）和健康脂肪（如鳄梨、坚果、椰子油等）。但不可用水果榨汁，因为水果中大量的糖会进入血液。您可先将蔬菜榨汁，再将其他食材倒入搅拌机，制成超级营养的蔬菜思慕雪。

结论

- 逐步将家用产品替换为天然、无毒产品。

- 安装水过滤系统。

- 限制咖啡因和酒精的摄入量。

- 选购有机食材。

- 增加富含抗氧化剂的十字花科蔬菜的摄入量。

- 出汗、泻盐浴和干刷有助于排毒。

第四步　运动

我们在第四章讨论了生活方式（或运动量）对荷尔蒙的影响。一般来说，久坐不动和运动不足都会扰乱荷尔蒙平衡，但过度运动同样有害无益。运动对荷尔蒙平衡具有重要影响，因为运动能够：

- 促进血液循环，提高向细胞输送营养物质和氧气的速度；
- 提高高密度脂蛋白（有益）胆固醇的水平；
- 为排除毒素和清除废物提供支持；
- 为骨骼健康提供支持；
- 通过提高内啡肽水平改善情绪；
- 增强免疫力，促进淋巴循环，从而增强免疫功能；
- 减压，过度运动会提高皮质醇水平，但适度锻炼能减轻压力，促进睡眠；
- 促进脂肪消耗，提高能量水平；
- 增加肺活量，提高血液含氧量；
- 强健心脏和血管；
- 提高性欲。

更重要的是，运动能够延年益寿，让人多活7年[1]！这也算是一种额外的激励吧……

---

[1]译者注：美国研究人员库珀博士（Kenneth H.Cooper）针对 10 万美国人，通过 40 年的长期跟踪研究表明，每周运动 5 次的人平均多活 7 年以上。

运动对荷尔蒙平衡同样有益。运动不足可导致肌肉萎缩、脂肪堆积、血液循环减慢，以及患重病的风险显著增加。

而运动的秘诀在于确定适合自己的运动量。

有益于荷尔蒙平衡的五种方式

◆ 减少久坐

我们大多数人都过着久坐不动的生活，但您只需要简单地改变一些习惯，即可减轻这种生活方式对健康（特别是荷尔蒙）的危害。甚至有研究表明，与那些久坐不动的人相比，每小时起身走动2分钟的人，可以延长33%的寿命。

生活中适用的建议包括：

- **边走边谈**——与其在咖啡店坐着交谈，不如边走边谈；

- **打电话时多走动**——可以利用打电话的机会起身走动；

- **定时提醒**——将手机或电脑闹铃设为每小时响一次，提醒您站起来走动或休息一会儿；

- **购置一套站立式办公桌或步行工作站**——适用于居家办公；

- **购买手环或计步器**——对自己的运动步数进行记录，也可以加入运动兴趣小组，与组员相互鼓励；

- **制订新规则**——走楼梯，而非乘电梯；自动扶梯也应一级级爬上去；将车停在离目的地较远的地方；提前下电车或公交车；看电视时（或当电视播放广告时）做深蹲运动。总之，利用一切机会使自己动起来。

◆ 散步

我是一名忠实的散步爱好者。散步是简单又经济的运动方式（不需要办健身房会员卡，也不需要购置设备），却好处多多。而且户外活动能够改善情绪，平复心情。研究显示，每天只需步行30分钟，即可带来以下效果：

- **降低患心脏病的风险；**
- **改善血压状况；**
- **改善血糖状况；**
- **降低患肥胖症的风险；**
- **降低患乳腺癌和结肠癌的风险；**
- **改善心理健康；**
- **降低患2型糖尿病的风险；**
- **降低患骨质疏松的风险。**

如果您缺乏散步的动力，建议您加入本地爱好者团队或者养一只狗！

◆ 高强度间歇性训练

如果我告诉您，有一种锻炼方式可以花更少的时间，依然能取得相同（甚至更显著）的效果。无须频繁去健身房（或者跑步），只需每周锻炼2～3次，每次15分钟，您是否会心动呢？

高强度间歇性训练（HIIT）比有氧运动更能有效燃烧脂肪。高强度间歇性训练不仅能增强心肺功能，还能提高人的生长激素（hGH）水平。生长激素在人年轻时水平较高，具有强身健体的作用。但随着年龄的增长，生长激素水平会迅速下降。高强度间歇性训练的另一个巨大优势在于能增强胰岛素敏感性。而胰岛素敏感性的增强有助于减少腹部脂肪堆积，降低患严重疾病的风险。最新研究显示，高强度间歇性训练不仅能抑制食欲，还能在锻炼后延长脂肪的燃烧时间。

高强度间歇性训练可以通过多种运动形式实现，如短跑、骑车、游泳、散步等，这些都是不错的入门之选。高强度间歇性训练的最大优势是无须去健身房，只需每周锻炼2～3次，每次15分钟，即可为自己的健康带来巨大益处。例如，您可以骑健身车、在楼梯上折返跑、跳绳、遛狗时短跑。总之，一切能使您的心肺动起来的锻炼方式都可以。

运动指南：

- 热身3分钟（慢跑、深蹲或做俯卧撑）；
- 在30秒内不断提升运动速度，直到您感到呼吸急促，不得不停下为止；
- 停下来休息60秒；
- 重复以上步骤7次。

所以，您需要做8次冲刺，每次30秒，共4分钟。加上休息和热身的时间，整个锻炼过程不到15分钟即可完成。这不但比1小时跑步更节省时间，而且健身效果持续的时间更长。

当您感到筋疲力尽、身体不适或压力较大时，不建议您进行高强度间歇性训练，因为此时锻炼只会适得其反。

◆ 力量训练

人的肌肉量会随年龄的增长而减少（如果您不进行任何力量训练的话，肌肉量的减少速度会非常快）。一个人拥有的肌肉量越多，其消耗的能量也越多，也更容易持续消耗堆积的脂肪。而高水平皮质醇会对肌肉量产生不良影响，所以如果您感觉压力较大，进行增肌训练就变得非常重要。提高肌肉脂肪比是您的锻炼目标（需要注意的是，肌肉脂肪比提高并不意味着体重发生变化）。此外，力量训练还有助于降低患骨质疏松的风险，而骨质疏松是绝经期及之后威胁女性健康的一大风险因素。

力量训练并不意味着您一定要去健身房，将自己练成施瓦辛格！您只需准备一组哑铃，在家训练即可。只要您愿意，公园的长椅都可以成为您的健身器材。

◆ 瑜伽和普拉提

瑜伽和普拉提益处众多。它们都能提升锻炼者的力量和灵活性，改善体态、压力和情绪。所以，瑜伽和普拉提是终极抗衰老活动！

做瑜伽时，我会将全部注意力集中在体式的保持上（注意自己的呼吸），不给自己留出空闲去想任何其他事情，迫使自己只关注当下（不必担心早晨起来压力重重，也不必操心晚餐吃什么）。人在忙碌时很难保持专注和全身心投入，所以做瑜伽能使身心得到放松。但面对五花八门的瑜伽课程，新人难免感到困惑。建议您先将各种课程体验一下，找到最适合自己的课程。您可能需要一段时间适应，但凡事贵在坚持，一旦您找到适合自己的课程，我保证您一定会爱上瑜伽！

我之所以不推荐耐力型有氧运动，并不是因为它本身有问题（有氧运动同样好处多多），而是对于35岁以上的女性来说，它并不是实现荷尔蒙平衡最有益的5种运动方式之一。当然如果您精力十足，不常受伤，没有出现肾上腺疲劳，选择长跑也未尝不可。

<u>在实施一种新的锻炼方案之前，请务必咨询医生。</u>

结论

- **少坐多动，定期休息。**
- **坚持散步。**
- **高强度间歇性训练是快速消耗脂肪的有效方式。**
- **注意保持肌肉量。**
- **瑜伽和普拉提是最佳锻炼方式。**
- **过度运动只会加重身体负担，加速脂肪堆积。**

▍呵护肠道

我们在第六章讨论了肠道健康对荷尔蒙平衡的重要性。根据荷尔蒙平衡方案的第一步，我们在排除可对肠道造成损伤的食物后，还应采取以下具体措施，继续修复和调理肠道（因为即使您采取了健康饮食，受损的肠道也会影响身体吸收所需的营养）：

- **细嚼慢咽**——放慢进食速度，充分咀嚼食物。消化过程始于食物进入口腔并接触唾液之时。唾液将食物消化得越充分，后续消化系统的负担就越小；

- **不乱吃零食**——尽量少吃零食（除非您血糖偏低）。坚持一日三餐，吃饱吃好，确保消化系统得到充分的休息；

- **饭前喝一小口苹果醋**——研究显示，苹果醋可提高胃酸水平，有助于消化；

- **减压**——皮质醇可抑制胃酸的生成，降低人体对毒素和微生物的防御能力，导致肠道菌群失衡（缺乏足够的有益菌），使毒素更容易穿过肠壁进入血液，并影响营养物质的吸收；

- **清除致敏食物**——根据荷尔蒙平衡方案第一步的建议，应限制3类常见致敏食物（含麸质食物、乳制品和大豆制品）的摄入量。如果您怀疑自己对某种食物不耐受，可连续3周以上戒除该食物，再逐步将其加入饮食，观察自己是否对其有反应；

- **不乱吃药**——除非有必要，否则不要轻易服用止痛药或抗生素类药物。这些药物会刺激肠道，破坏肠道菌群平衡；

- **不滥用助消化药物**——胃酸反流或烧心大多是胃瓣膜松弛，使胃内容物反流入食管造成的，而不是胃酸过多的结果。胃酸对于消化蛋白质、吸收维生素B$_{12}$和杀灭经口进入的各种微生物至关重要。长期服用抗酸剂（常用于缓解消化不良）会严重降低胃酸水平，进而影响消化系统功能；

- **摄入足量的膳食纤维**——尤其是水果、蔬菜、坚果（亚麻籽是理想的膳食纤维来源）、豆类中的可溶性膳食纤维。膳食纤维不仅可以促进食物消化，还有助于排除毒素（尤其是多余的雌激素）；

- **多吃发酵食品**——富含益生菌的发酵食品包括酸菜、酸奶、味噌、开菲尔和康普茶，有助于有益菌的定植；

- **少饮酒**——酒精可刺激肠道，破坏肠道菌群平衡；

- **检查是否感染**——如果您患有肠易激综合征或出现其他消化问题（如腹胀、放屁、便秘、腹泻或消化不良），建议您做相关检测；

- **自制肉汤（或骨头汤）**——使用肉（或骨头）和蔬菜长时间熬煮的高汤中富含明胶，对肠道极为有益。明胶中还含有多种营养物质，能够滋养肠壁，为免疫系统防御屏障提供支持。我在食谱部分提供了鸡汤的制作方法。

正念饮食

- **由简到难**——如果您是首次体验这种饮食方式，建议您先从一餐或一份零食开始，一天一次。

- **摒除杂念**——如果您在吃饭时"心有旁骛"，就很难将注意力集中到饮食上。建议就餐时将手机和笔记本电脑关闭，确保自己就餐时不受任何干扰。享受难得的安静时光，只关注自己眼前的食物。

- **自购食材烹饪**——如果您撕下塑料包装就狼吞虎咽，那么将错过在口腔内的消化阶段。但自购食材烹饪（即使是简单的沙拉）不仅能帮您实现健康饮食，还有助于改善消化过程。作为一种放松方式，烹饪还有助于抑制身体的应激反应。

- **将食物分成小份**——如果您在吃零食，可将其分成小份；如果您在吃饭，可将食物切成一口大小的块，一次吃一块。

- **"三思而后吃"**——建议您在进食之前花点时间欣赏一下面前的美食，比如它的颜色、形状和质地。此外，去冰箱或橱柜搜寻零食之前，建议您先停下来自问一句："我真的饿了吗？"

- **仔细品味每一口食物**——当您将食物送入口中时，建议先体验一下食物带给您的感受，体验其味道、质地和口感。如果您和其他人一起吃饭，可以相互交流各自的感受。

- **细嚼慢咽**——每一口食物都应经过充分咀嚼，确保其以细碎的状态进入消化道，从而减轻后续消化系统的负担。

- **吃完一口再吃另一口**——当我们咀嚼第一口食物时，什么时候吃第二口合适？答案是将第一口咽下之后。建议您在吃完一口后，将餐具暂时放下，以确保食物被充分咀嚼。

- **饭吃八分饱**——正念饮食容易使人产生饱腹感。建议您感觉吃饱后立即停止进食，而不是一口气将整盘吃光！

> · **学会感恩**——我们往往将来之不易的食物当作理所当然，但每个人都应对食物怀有感恩之心。

消化系统的修复是一个缓慢的过程，您可能还需要找保健医生做相应的检测，再实施修复方案。

娜奥米的故事

脑雾

47 岁的娜奥米是一位成功的企业家，也是一位母亲。近年来，她经常感到筋疲力尽且思维混沌，这给她的生活造成了很大影响。她无法做出正确的商业决策，无法集中精力，甚至会忘记客户的名字。娜奥米怀疑这些都是荷尔蒙失衡造成的，所以她来我处就诊，希望找到问题的根源。以下是她在实施荷尔蒙平衡方案后的心得：

"在我遇到妮基之前，我将日益严重的疲劳和脑雾归咎于荷尔蒙失衡，以及我的企业家兼母亲身份。但妮基通过检测发现，这一切竟然是念珠菌造成的！在她的支持下，我开始实施一种有效的饮食和营养补充剂方案。现在我重新夺回了生活的主动权。感谢妮基，是她发明了这种不可思议的治疗方案！"

结论

· **细嚼慢咽。**

· **增加膳食纤维和发酵食品的摄入量。**

· **减压以促进消化。**

· **检查是否存在感染。**

补充维生素D

现代人的维生素D摄入量普遍是不足的。

◆ 维生素D的来源

维生素D的合成需要充足的阳光照射，所以除非您在冬季的几个月里每隔几周就去阳光富足的海岸度假，否则您很可能缺乏维生素D。根据英国政府发布的指南，英国人只有在5月中旬到9月间能够获得充足的阳光来合成维生素D。此外，动物性食物中也含有少量维生素D，如蛋黄、畜肉、富含脂肪的鱼肉和乳制品，但这不足以将维生素D水平维持在最佳范围内。

通常情况下，人类只需暴露在阳光下10～20分钟（不涂防晒霜），身体就能获得10 000国际单位（IU）的维生素D。皮肤吸收来自太阳的中波紫外线辐射（UVB），并在紫外线的帮助下转化出维生素D_3，而维生素D_3需要在肝脏和肾脏中进一步转化为活性形式，即1,25羟基维生素D——1,25$(OH)_2$D，之后才能发挥作用。

因光照缺乏、肤色深、肾脏或肝脏疾病、怀孕、压力大、肥胖、遗传病等原因而缺乏维生素D的人，都需要补充维生素D。

◆ 如何确定适宜的维生素D补充剂量

首先检测自己的维生素D水平，再根据结果确定适宜的补充剂量：

· **请医生为您检测维生素D水平；**
· **自行居家检测。**

◆ 英国维生素D的参考范围

在英国，维生素D的参考范围如表7-1所示：

表 7-1　维生素 D 的血液浓度及状态

维生素 D 的血液浓度	状态
<25 nmol	缺乏
25 ~ 50 nmol	不足
51 ~ 75 nmol	充足
>75 nmol	最佳

所谓物极必反，长期服用过量的维生素D可能对人体有害。但专家认为这种情况极为罕见，而且不少高剂量的维生素D补充方案并未引发任何副作用。

目前，维生素D的日建议摄入量为200 IU。但最新医学研究表明，人类对维生素D的日需求量可能高达此剂量的10倍以上。如果您也认同"皮肤暴露在夏日阳光下20~30分钟就会自然产生约100 000 IU维生素D"的说法，就很容易理解，将维生素D的日摄入量定为200 IU可能的确太低了。

◆ 维生素D计算器

如果您已经做过血液检测并了解了自己的维生素D水平，可以借助某些在线的维生素D计算器确定自己的维生素D补充剂量。只需输入自己的体重、当前维生素D水平和期望水平，即可计算出您的维生素D补充剂量。

◆ 维生素D需要辅助营养素的支持

维生素D必须依靠某些辅助营养素的支持才能在人体内正常发挥作用，

包括脂溶性维生素K_2、维生素E、维生素A，以及镁、硼、锰、锌等矿物质。所以，如果您计划补充维生素D，应确保这些辅助营养素处于正常水平，否则可能导致更大的营养失衡问题。

建议您服用高质量的复合维生素，在摄入维生素D的同时补充其他脂溶性维生素（如维生素A、维生素E、维生素K），确保身体获得全面的维生素支持。如欲了解更多营养补充剂的相关信息，请阅读第十一章。

在开始服用任何新的营养补充剂之前，请务必咨询医生或相关医务人员，尤其是对于患病者和孕妇来说。

结论

- 尽量每天抽出20分钟晒太阳，期间不涂防晒霜，但应避免阳光灼伤。
- 多吃富含脂肪的鱼肉、蛋黄和动物内脏（如肝脏），以补充冬季流失的维生素D。
- 进行相关检测，了解自己的维生素D水平。
- 冬季补充维生素D_3。
- 补充辅助维生素D_3发挥作用的其他维生素和矿物质，如维生素A、维生素E、维生素K，以及镁、锌和硼。

第八章

• • • • •

正身先正心

智者千虑，必有一失。如果您找不到缺失的那块拼图，那么成功的机会将大大降低。

而那块缺失的拼图有可能是观念。

欲正其身，先正其心。

我在第二章阐述了可能失衡的荷尔蒙、现实与理想存在差距的原因，以及我们做出改变的动机。

本章我们将详细探讨可能阻碍您日臻完美、获得成功的两大因素。

时间

缺乏时间可能是阻碍您做出改变的首要因素。

例如，"我没时间，无法做到健康饮食。"

"我抽不出时间锻炼。"

"我没时间休息。"

如果您发现自己也有这些困扰，不妨转变思维。

与其说我没时间，不如说"这件事不是当务之急"。

几年前，我发现了这个能够有效转变思维方式的诀窍。

其实，并非"我想吃得健康，但没有时间"，而是"我想吃得更健康，但"吃得健康不是我的优先事项"。

转变思维后您会突然意识到，原来自己始终没有将健康作为头等大事。

众所周知，时间是最宝贵的资源。1周有168个小时，无论您承认与否，您都会将时间花在自己认定的优先事项上。

一旦将某件事设为优先事项，您会发现自己处理这件事的时间多得惊人。所以，建议您为自己制订目标，并设定时限，然后勇敢地迈出第一步。

如果您反复计划某件事而不付诸实施，抑或在没有任何准备和目标的情况下贸然行动，就会遇到意想不到的重重障碍，从而使生活再次回到原点。

所以，在"知道"和"得到"之间，您还差一个"做到"。

当我们开始实践并初尝成功的喜悦后，就会更有动力甩掉赘肉、改善精力、恢复荷尔蒙平衡。在成功之后我们往往会感叹：

"如果我早就这么做该多好！"

毅力

我们为失败找的另一个借口是毅力，确切地说是缺乏毅力。

既然您已经付出了很多努力，就要认真对待并持续解决荷尔蒙失衡问题，最终恢复荷尔蒙平衡。想必在阅读本书之前，您已尝试过不少其他方法。如果这些方法均以失败告终，您也不必气馁。

当然说来容易做来难。比如，您读了一本书或一篇文章深受启发并认为："对，我也应该这么做。"您开始幻想自己未来的生活：心情更加舒畅、身材更加苗条和性感、精力更加充沛。于是，您动力满满，打算从下周一开始实施自己的"伟大"计划。您购买了食材，准备一展身手。最初几天您确实坚持了下来，但到了周末，您准备放松一下，于是喝了几杯酒，将一整盒巧克力吃了个精光。酒足饭饱之后，您的想法变了："好吧，我的计划泡汤了，那还是放弃吧！"

对此我有丰富的"经验"。每次失败后我都感到懊悔，恨自己意志不够坚定，缺乏毅力。更糟糕的是，每失败一次，我们对自己的信心就减少几分，同时负罪感渐增。这些负面情绪只会给身体带来压力，导致荷尔蒙紊乱，使人对碳水化合物产生渴望，进而导致体重和疲惫感增加。

但这是一种错误思维！时间和毅力并不是导致失败的主要因素，荷尔蒙失衡才是。无须自责才是您成功改变自己的第一步。

结论

- **正身先正心。**
- **如果您无法抽出时间做出改变，说明您并未将健康作为头等大事。**
- **不是您缺乏毅力，是荷尔蒙失衡在作祟！**

◆ ◆ ◆ ◆ ◆

第九章

坚持就是胜利

我在本书开篇就已经指出，我对各种节食法、快速减肥法、灵丹妙药或"一刀切"方案不感兴趣，因为它们无法产生持久的功效。

相比之下，我倡导的荷尔蒙平衡方案能够带来持久的功效，但我也深知积习难改的道理。

本章将向您提供一些简单的方法，确保您能将荷尔蒙平衡方案作为生活的一部分，长期坚持下去。

▍遵循差异化原则

首先，坚持第一步中提出的有益于荷尔蒙平衡的饮食原则。蛋白质、碳水化合物和脂肪的健康配比旨在帮助您甩掉赘肉，加速新陈代谢，提高身体能量水平。其次，坚持有益于荷尔蒙平衡的饮食也是预防慢性疾病的有效策略。

上述原则是降低血糖、加速新陈代谢和增加营养储备的一般原则。

但由于个体差异，每个人都有独特的基因蓝图和个体生化特性。虽然健康饮食适用于所有人，但任何一种方案都不可能解决所有问题。

因此，荷尔蒙平衡方案也应遵循差异化原则。

◆ 注意身体的反应

连续3～4周戒除含麸质食物和乳制品。如果您想确认自己是否对戒除的食物不耐受，可以再将其逐一添加进饮食，并记录自己的症状或反应。例如，您可以先食用适量的含麸质食物（如一片厚面包/吐司，或一碗意大利面），然后记录下自己的症状或反应（包括与肠道无关的症状或反应，如头痛、反应迟钝、情绪低落等）。您可能出现明显的腹胀或消化不良，也可能只产生轻微的疲劳感。在连续3～4周戒除麸质后，如果您因再次食用某种含麸质食物而出现不耐受，说明您以后应该谨慎食用这种食物。该方法同样适用于乳制品。如果身体已经发出了清晰的信号，表明您对某种食物不耐受，那么最好的办法就是不再食用它。

◆ 量"需"而行

您可能发现本书只有部分内容适合自己。或许您吃谷物（甚至无麸质食物）会腹胀，抑或对坚果消化不良（或过敏），又或者对豆类不耐受。

无论您属于哪种情形，都应基于差异化原则设计适合自己的饮食方案和生活方式。最好是动员家人共同参与，那就太棒了——您不会想回到过去的！

要保持良好的习惯。如果您能够成功戒糖（很有可能），请不要复食。如果您连续数周成功戒酒，并且酒瘾不再复发，那么身体也会感谢您的坚持。所以，保持良好习惯是对您的健康最有益的行为。

◆ 不断尝试，保持好奇心，勇于创新

尝试下厨，例如为自己做一种新的思慕雪！这是迎接新一天到来、避免下午精力不济的好方法，同时它也是一顿美味的午餐。如果您发现自己喜欢某个食谱，可以尝试做给自己吃，哪怕每周做不了几次。

"二八定律"

"二八定律"的重要性在于，您只能偶尔放纵一下自己，否则健康的饮食很难持续。我的个人经历便是活生生的例子。在饮食方面，我绝对不是圣人。

我爱喝红酒，而且喜欢周末贪杯，您是不是感到不可思议？我并未打算戒掉红酒，因为它比其他酒精饮料更健康，而且我每周的饮用次数有限。

此外，我酷爱巧克力。只要将它摆在我面前，我会毫不犹豫地吃下一整块！黑巧克力相对有益，但也不宜多吃。

我始终坚持无麸质饮食，因为麸质会导致腹胀。但如果我不小心吃了一点小麦制品或享用了一小块巧克力蛋糕，也不会惊慌。

我所遵循的正是"二八定律"，即80%的时间健康饮食，留出20%的时间"放纵"自己。虽然我不会轻易动用这20%的放纵机会，但我乐于给自己留点余地。我们之所以要遵循"二八定律"，是因为：

- **它能避免我们走极端。**有些人采用健康饮食法之后，走向了另一个极端，这种现象又被称为"健康食品强迫症"。这是一种病态心理，可能使您陷入疯狂的境地（这绝对不是玩笑），甚至失去家人和朋友的支持；

- **它允许我们放纵自己。**在外出吃饭、参加聚会或去朋友家做客时，您很难继续遵循健康饮食法。在这些场合中，**您必须和其他人保持一致（除非您确实对某种食物不耐受或过敏）**；

- **它为我们创造了减轻负罪感的机会。**人都有特别想吃某种食物的时候，比如一块巧克力蛋糕、一片刚烤好的面包，或者一杯冰镇的白苏维浓葡萄酒。此时，正确的方式不是压抑自己的欲望，而是将其作为那20%的奖励，好好享受每一口美食。更重要的是，当您酒足饭饱之后，不要为此产生负罪感，这样只会给身体带来压力，而将食物带给自己的所有快乐一扫而光。

结论

- 根据自身需求制订差异化方案。
- 注意身体的反应。
- 保持好奇心，不断尝试。
- 不走极端。
- 确保多数时间遵循健康饮食法即可。
- 宽以待己。

◆ ◆ ◆ 第四部分 ◆ ◆ ◆

其他必要措施

BEYOND DIET AND LIFESTYLE

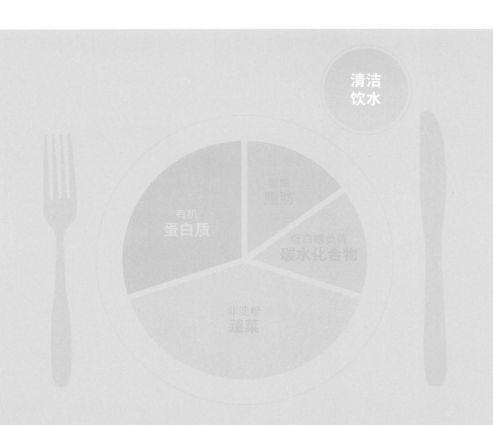

在对影响荷尔蒙健康的四大因素——饮食、压力、环境毒素和运动采取积极的干预措施之后，想必您已经可以自如地掌控自己的荷尔蒙平衡、体重、精力、情绪及整体健康了。

如果您采用本书的方案取得了积极成效，可能希望了解自己的健康改善状况，判断是否还有减轻体重的余地，是否还能进一步改善精力，以及如何利用最新的抗衰老技术预防慢性疾病。

您可能还有一些轻微的症状，或者认为自己的健康水平还有提升空间（能够进一步提升精力、减轻体重、平衡荷尔蒙）。

症状未完全消退说明还存在深层次问题。除了可产生重大影响的饮食和生活方式外，有时您还需要一些更具针对性的措施。有些不明因素通常也会产生影响，比如更加严重的荷尔蒙失衡、消化问题、毒素负荷过重或营养不良。

如果您希望进一步改善自己的健康状况，本节的检测项目将对您有帮助。有些项目可通过医生检测，有些可以自行订购，检测结果是您进一步改善自身健康状况的依据。医生大多工作繁忙，未必有充足的时间关注您的健康问题！所以您对自身状况了解得越透彻，越有可能取得较大的成效。

此外，我还会向您推荐35岁以上女性适用的营养补充剂。如今的营养补充剂市场鱼龙混杂，我希望这些推荐建议能帮您节省宝贵的时间和金钱。

最后附上我对激素替代疗法的一些看法，包括合成激素和天然激素的优缺点，以及何种疗法更适合您。

第十章

● ● ● ● ● ●

检测

"荷尔蒙个个都是金凤花姑娘"，添一分则肥，减一分则瘦。这也是"一刀切"式常规疗法并不适用于所有患者的原因。因此，如果面临严重的问题，您可能需要求助专家进行相关检测，并基于检测结果制订个性化的治疗方案。

在进行治疗之前，我会先收集患者的所有病史和症状，从而挖掘他们可能存在的荷尔蒙问题的根源。症状仅是表象，背后往往潜藏着深层次原因，而检测是揭示深层次原因的有效手段。

检测是为了证实猜测。尽管我向来相信自己的直觉，但检测结果也不可或缺。因为直觉并不等于科学，而且我希望为患者提供最佳的治疗方案。一旦确定某些因素出现了失衡，我可以据此有针对性地制订方案。检测的目的在于：

· 确保患者快速取得有效的治疗效果，毕竟这是我们的目标；
· 为患者提供坚持下去的动力，所谓空口无凭，白纸黑字的检测结果更具有说服力；
· 确定患者的基线值，以便掌握治疗进度。

"正常值"与最优值的区别

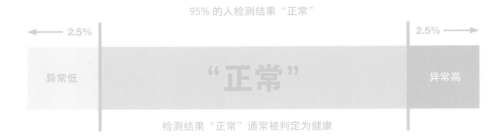

95% 的人检测结果"正常"

2.5%　　　　　　　　　　　　　　　　　2.5%

异常低　　　　　　　　"正常"　　　　　　　异常高

检测结果"正常"通常被判定为健康

图 10-1　"正常值"不正常

不少患者称，医生为他们进行了检测，却告诉他们一切"正常"。

通过观察我发现，患者的检测结果确实在"正常"范围内（如图10-1所示），但却接近范围的下限。

所以，如果您的检测结果在正常范围内，系统便不会将您列为需要采取相应措施的异常对象。我希望医生能够对检测结果进行进一步的甄别，以确定数值较低或较高（但仍然正常）的结果，遗憾的是，医生很难有充足的时间进行进一步的甄别。

TSH指标勉强达到正常范围下限者与该水平最佳者相比，症状可能存在天壤之别，铁蛋白指标也是如此。这种差异通常反映在症状上。

而我的原则是，患者应追求功能性最优范围（如图10-2所示），而不是仅仅处于正常范围内。因为这对于患者的身心健康大有裨益。

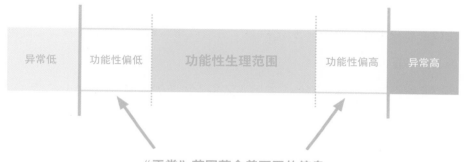

图 10-2　"正常"范围蕴含着不同的信息

皮质醇检测

进行唾液皮质醇检测是了解肾上腺健康状况的有效方式。我曾在第三章指出，长期压力是现代社会的一种流行病，可能对人的肾上腺健康造成危害。长期的皮质醇水平异常可严重影响人的健康，包括心血管、消化系统、神经系统和免疫功能等。

由于皮质醇检测并非常规检测项目，所以有些医生可能不会要求检测。如果医生怀疑您的皮质醇水平不正常，他可能会安排您进行晨间血液检测。但医生进行这项检测的目的并不是要了解您的肾上腺能否应对压力，而是确定您的皮质醇水平是否为异常低值，因为这是一种严重疾病的表现，即艾迪生病。而肾上腺疲劳并非传统医学公认的病症。

但皮质醇晨间检测并不是评估肾上腺健康状况的有效方式。如果赶在上学或上班之前急匆匆去抽血检测，皮质醇水平有可能升高。而且血液皮质醇检测结果并不一定准确，因为仅采集一个时间点的数据就像只拍下一个瞬间快照，无法反映全天的皮质醇水平。

那么，我们还有更好的选择吗？有。唾液肾上腺应激检测是更为有效的手段。您只需在一天内采集唾液4次，即可准确地检测皮质醇水平，进而判断其是否正常。

此外，类似的唾液检测方式同样适用于脱氢表雄酮（DHEA）的检测。脱氢表雄酮有助于消除皮质醇的消极影响，所以它的水平能够反映肾上腺的压力。

以上是典型的皮质醇检测结果。为了将您从睡梦中唤醒，皮质醇一般在早上处于较高水平，之后开始下降，并在晚上降至低点，以便为入眠做好准备。图10-3所示患者的皮质醇水平（以圆点标识）早晚颠倒，夜间皮质醇水平很高，这将使她难以入眠。

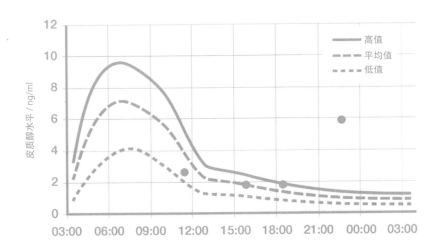

图 10-3　皮质醇检测结果

◆ 皮质醇检测的适用对象

建议具有下列症状的人接受皮质醇检测：压力大、焦虑、易怒、抑郁、精神紧张、睡眠质量差、脑雾、记忆力减退、消化问题、频繁感冒或感染、经前期综合征、性欲低下、高血压、心悸、不孕和腹型肥胖。

▎甲状腺检测

第三章提到，甲状腺激素对全身细胞都至关重要，因为它负责提供细胞运行所需的能量，包括心跳、肌肉运动、大脑的正常运转等。

医生一般乐于为患者检测甲状腺功能，尤其是出现疲劳、体重增加、脱发症状或有家族病史时。TSH和T4是常见的检测指标，有些检测项目还包含甲状腺抗体指标。这些指标固然重要，但并不全面。

前文曾介绍过甲状腺通路的概念，如果您还有印象，就应该理解TSH和T4只是通路的开端：

- TSH由脑垂体分泌，目的是告诉甲状腺需要分泌多少T4；
- T4是甲状腺激素的不活跃形式，它能够转化为T3，T3是甲状腺激素的活性形式；
- T3是真正发挥作用的甲状腺激素，也是常用的检测指标；
- 反三碘甲状腺原氨酸（rT3）可抑制T3的功能；
- 甲状腺过氧化物酶（TPO）和甲状腺球蛋白（Tg）抗体主要作用于甲状腺或受体。

◆ 甲状腺激素常规检测存在的主要问题

参考范围过于宽泛

甲状腺激素的参考范围过于宽泛，这意味着即使您的甲状腺激素处于正常范围的最低值，也被视为"正常"。只有当您的指标低于该值时，医生才会采取治疗方案。甲状腺激素水平低于最低值被称为"亚临床甲状腺功能减退"，但对于是否治疗该疾病以及如何治疗，医学界仍存在较大的争议。与肾上腺功能类似，人们一般只将症状明显的甲状腺功能亢进症或甲状腺功能减退视为甲状腺疾病，而二者的诊断阈值是：

甲状腺功能亢进症——TSH水平偏低（低至几乎无法检出）、T4偏高；

甲状腺功能减退——TSH水平偏高（在英国，该诊断阈值为高于4 mU/L或5 mU/L），及/或T4偏低。

如果您的TSH水平过高，说明身体缺乏足够的T4或T3，此时脑垂体会收到信号，从而分泌更多的TSH，这便是甲状腺功能减退，也是两种甲状腺疾病中较为常见的一种。

目前医学界尚未就TSH正常范围的最低值达成共识，所以全球各地实验室执行的标准并不相同。在英国，TSH指标低于5即被视为"正常"，但不少医务人员认为TSH的最优值应低于2.5，这与现行的孕期女性参考指标一致。

缺乏全面性

常规的甲状腺功能初检有时只涵盖TSH指标。虽然T4也是常见的检测指标，但有些项目并不检测其活性形式。虽然游离T4和游离T3至关重要，但如果医生发现您的TSH指标"正常"，他们便不再检测FT4和FT3了。在这种情况下，检测只能反映下丘脑–垂体–甲状腺（HPT）轴的部分问题，无法体现该轴末端出现的具体问题（例如，T4未转化为T3，或者患者出现了引发自身免疫性疾病的高水平抗体）。

无法揭示病因

对于甲状腺功能减退者来说，需要确定病情是否与自身免疫有关。约有80%的甲状腺疾病属于自身免疫性疾病，如桥本甲状腺炎和格雷夫斯病。自身免疫性甲状腺疾病与其他甲状腺疾病的成因不同，需要采取不同的治疗方案。许多人只服用了激素，却不知道自己免疫系统紊乱，更不知道如何治疗。

如果您怀疑自己存在甲状腺问题，请务必要求医生全面检测您的甲状腺功能，包括TSH、FT4、FT3和甲状腺过氧化物酶抗体。

居家体温检测是初步诊断甲状腺功能减退的有效手段，具体请参阅后文的"居家甲状腺功能检测"。建议您将居家检测结果拿给医生看。

我一般建议患者进行TSH、FT4、FT3和甲状腺过氧化物酶抗体的组合检测，以便更好地确定问题出现在哪个环节，从而制订有效的解决方案。如果患者的指标已恢复正常但症状仍然存在，我还会建议检测rT3。

◆ 甲状腺功能组合检测的适用对象

建议具有下列症状的人群接受甲状腺功能组合检测：疲劳、体重增加、焦虑、抑郁、手脚冰凉、脑雾、记忆力减退、便秘、经前期综合征、不孕、性欲低下、脱发、指甲变脆、皮肤干燥、关节疼痛、胆固醇高。

35岁以上女性及有甲状腺疾病家族病史者为高风险人群。

性激素检测

性激素检测通常通过血液检测进行，检测指标包括促卵泡激素（FSH）和促黄体激素（LH）。如果二者的水平偏高，说明雌激素和黄体酮水平下降，表明您可能正处于围绝经期。

有些检测项目还包含雌二醇和黄体酮。如果二者水平偏低，建议您采用激素替代疗法（HRT）。

在采用激素替代疗法之前，请阅读第十二章中的"生物同质性激素替代疗法"，以便做出更明智的决定。

性激素同样可以通过多种其他方式检测。血液和唾液性激素检测指标一般包括雌二醇、黄体酮和睾酮（女性经常忽略此指标）。这些指标应在月经周期的第19~20天检测。而对于绝经后的女性，检测时间不限。

还有些检测基于尿液中的雌激素代谢物。这种检测能够反映荷尔蒙的实际水平，以及它们的排毒和代谢情况，对于我们了解雌激素诱发的癌症风险至关重要。

◆ 性激素组合检测的适用对象

建议具有下列症状的人群接受性激素组合检测：疲劳、体重增加、焦虑、抑郁、潮热、夜间盗汗、脑雾、记忆力减退、过度情绪化、经前期综合征、月经量大、痛经、乳房触痛、皮肤干燥、阴道干涩。

此外，性激素组合检测适用于所有荷尔蒙相关疾病患者，包括多囊卵巢综合征、子宫内膜异位症、子宫肌瘤和雌激素诱发的癌症。

其他必要检测

除了荷尔蒙检测，我们还可以根据症状和实际情况进行其他检测，而且有些费用可以由社会保险支付。

◆ 公立机构检测

- **维生素D**——维生素D实际上是一种荷尔蒙，而不是维生素。它对荷尔蒙健康和免疫功能（以及骨骼健康）起着至关重要的作用。所以您有必要了解自己的维生素D水平，尤其是当您生活在一个全年缺少阳光照射的国家时。

- **维生素B$_{12}$**——经常被忽略，但它能引发一系列常见症状，包括疲劳、情绪问题、脑雾、记忆力减退、思维混沌、头晕、麻木、麻刺感、抑郁。动物性食物富含维生素B$_{12}$，所以素食者应定期检测维生素B$_{12}$水平。肉食者也可能存在维生素B$_{12}$吸收不良问题，同样需要检测维生素B$_{12}$水平。

- **铁**——缺铁及/或贫血在女性中较为常见，可导致疲劳、脱发、精神萎靡等。建议您进行铁蛋白检测，因为铁蛋白是衡量体内铁储备情况的指标。如果结果显示，您的铁蛋白水平处于正常范围的最低值，建议您及时补铁。

- **空腹血糖及/或糖化血红蛋白（HbA1C）**——二者均为血糖控制指标和糖尿病诊断指标。

◆ 商业检测

商业检测的覆盖范围较广，以下指标适合进行商业检测：

- **维生素D**——如果医生无法为您进行维生素D检测，您可以寻找商业检测机构，或者购买居家检测试剂盒，这种试剂盒操作简单且价格合理；

- **碘**——碘的重要性在于它是甲状腺激素合成的必需元素。但现代饮食并未重视碘的摄入（主要源自海鲜和海藻），所以缺碘现象较为普遍；

- **血浆矿物质**——T4转化为活性甲状腺激素T3所需的矿物质。该指标主要检测各种关键矿物质（如锌、硒和镁）的水平；

- **空腹胰岛素**——有助于评估胰岛素抵抗和糖尿病风险；

- **脂肪酸**——确定必需ω-3脂肪酸的比例是否失衡；

- **肠道功能**——不少慢性疾病与肠道有关。人体免疫系统的70%以上位于肠道，肠道菌群可对人体健康产生巨大影响。粪便和尿液检测可以检出肠道内的各种细菌菌株、酵母菌、寄生虫和真菌情况，从而为恢复各种平衡提供依据；

- **营养素**——可通过营养风险筛查确定维生素或矿物质的水平。

结论

- 可通过检测快速追踪各项指标。

- 检测结果应追求"最优值"，而不仅满足于"正常值"。

- 荷尔蒙检测指标应包括皮质醇、甲状腺激素、胰岛素、雌激素、黄体酮、睾酮，以及维生素D。

- 如果未检测过上述指标，可要求医生增加，或更换检测机构。

第十一章

∙ ∙ ∙ ∙ ∙ ∙ ∙ ∙

营养补充剂

人需要营养补充剂的原因

虽然健康食品应始终排在第一位，但在现代生活中，即使您的饮食超级健康，也未必能获得人体所需的全部营养。

造成该现象的原因有：

1. **营养不良的饮食**——您的饮食可能含有大量精制碳水化合物、反式脂肪酸和食品添加剂，但缺乏营养丰富的水果、蔬菜、全食物及健康脂肪；

2. **土壤质量变差**——如今的土壤通常缺乏矿物质。2003年的一项研究显示，与20世纪30年代相比，如今食用的水果和蔬菜中的矿物质含量总体减少了20%（锌和钙更是减少了约50%）；

3. **农药**——作物种植使用的农药会影响植物的营养成分；

4. **食物运输**——食物的长距离运输会损耗其营养成分；

5. **食品加工**——防腐剂等食品添加剂会影响营养成分；

6. **压力大**——肾上腺应激可将某些营养物质耗尽，导致人体需要额外的营养供给；

7. **消化不良**——衰老、食物敏感、炎症和感染都有可能影响重要营养物质的吸收；

8. **气候与文化**——如果您生活在一个冬季缺乏阳光照射的国家（如英国），或者您习惯将身体遮得严严实实，不喜欢晒太阳，那么您不太可能获得足够的维生素D；

9. **围绝经期**——在围绝经期，女性的荷尔蒙水平开始下降并出现波动，营养物质的吸收能力也会下降，因此需要增加营养物质的摄入；

10. **药物、香烟、酒精和咖啡因**——都会耗损身体中储备的营养。

以上是我们需要服用营养补充剂的原因。顾名思义，营养补充剂只是均衡膳食的补充，而非替代品，不可本末倒置。比如，我们用朽木造船，再用昂贵的螺丝钉固定。这艘船可能最终成形，但一定会漏水。因此，如果您的饮食质量差，即使您服用了最好的营养补充剂，身体也难以达到最佳状态。

我们应该如何选择适合自己的营养补充剂呢？如今市售的营养补充剂可谓琳琅满目，很多品牌存在夸大宣传的嫌疑。而且很多营养补充剂都含有人体不易吸收的维生素和矿物质（通常为廉价营养补充剂）。此外，有些营养补充剂还含有化学毒素、廉价填充物、添加糖或甜味剂等。优质营养补充剂的标准是含有配比均衡、易于吸收的营养成分。

随着年龄的增长，人体对特定营养物质的需求会增加。女性更需要充足的营养物质，以维持荷尔蒙的正常工作。

根据我的临床经验，35岁以上的女性最需要补充的营养素（因人而异）包括以下5种。

高质量复合维生素B——除非正在接受营养检测，否则您应始终将补充复合维生素纳入自己的营养补充方案。但我不推荐超市或药店的常规品牌，您必须寻找正确形式的B族维生素和矿物质，因为它们对维持良好的荷尔蒙平衡至关重要。

维生素D——多数人都知道维生素D对骨骼健康的重要性，它可以促进钙的吸收，预防骨质疏松。最新研究表明，维生素D还有助于预防糖尿病、高血压、心血管疾病、抑郁、乳腺癌、前列腺癌和结肠癌。除非常年生活在阳光下，否则就需要补充维生素D。除了维生素D，还应配合补充其他营养成分（维生素A、维生素E、维生素K，以及镁、锌、硼）。

在补充维生素之前，建议您进行相关检测。您可以求助医生，也可以从值得信赖的企业自行订购居家检测试剂盒，详见第七章和第十章。

ω-3鱼油——ω-3脂肪酸对维持细胞膜结构、减轻炎症和预防慢性疾病至关重要（更多脂肪相关知识请参阅第五章）。除非您每周至少吃3次富含脂肪的鱼肉，否则您可能无法摄入足量EPA和DHA形式的ω-3脂肪酸。

市售的鱼油补充剂种类繁多，但有些产品可能已被重金属污染或变质。所以，鱼油应选购质量高、信誉好，以及EPA、DHA含量较高的品牌。建议素食者和纯素食者购买非鱼类来源的ω-3脂肪酸补充剂。

镁——镁是一种关键矿物质，人体内300多种重要酶的活性发挥都离不开镁的参与。镁存在于人体的所有组织中，骨骼、肌肉和大脑中含量最多。镁是促进细胞产生能量、泵送体内各种化学物质、稳定细胞膜和放松肌肉的重要矿物质。但在压力状态下，人体储备的镁会被迅速被消耗殆尽！

您可以通过下列方式补充镁：

- **硫酸镁泻盐**——如果您不愿意口服补充剂，可在浴缸中放几把含硫酸镁的泻盐，然后舒舒服服地泡20分钟；
- **镁油**——可以将该产品涂在皮肤上；
- **甘氨酸镁或柠檬酸镁胶囊**——二者是易于吸收的口服镁补充剂。

维生素C——人体无法合成的一种维生素。维生素C不仅对普通感冒有好处，还会对整个免疫系统产生至关重要的影响。此外，维生素C还具有抗菌、抗病毒和抗真菌功效，为人体提供重要的抗氧化保护，并能预防DNA损伤和动脉损伤。但在压力状态下，维生素C也会很快被消耗殆尽。所以压力大的人应注意补充维生素C。

维生素C购买方便，而且通常以"抗坏血酸"的形式出现。但如果您的消化道对抗坏血酸敏感，可服用其矿物质形式，如抗坏血酸镁或抗坏血酸钙。

以上是35岁以上女性日常最应该补充的5种营养补充剂。除此之外，您可能还需要根据某些具体的情况服用其他针对性补充剂：

◆ 经前期综合征

- **维生素B$_6$**——有助于黄体酮分泌（从而降低高水平雌激素）。
- **镁**——有助于放松子宫肌肉，一定剂量的镁具有止痛功效。
- **穗花牡荆**——草药的一种，能够促进黄体酮分泌，适用于黄体期服用。
- **二吲哚甲烷**——可促进毒素排除，调节雌激素水平。
- **膳食纤维**——如车前子壳，有助于清除雌激素废物。
- **肝脏养护配方**——促进过量雌激素的代谢排毒。

◆ 潮热

- **草药**——包括鼠尾草、黑升麻、啤酒花和当归。
- **肾上腺支持**——潮热多是压力、焦虑（或酒精）引发的。
- **生物同质性激素替代疗法（详见第十二章）。**

◆ 压力大

- **镁**——对于能量的产生至关重要，有助于改善肾上腺功能。

- **B族维生素**——激素合成必需的营养物质，尤其是维生素B_5，可帮助激活肾上腺。
- **维生素C**——应激激素会消耗大量的维生素C。
- **草药**——如红景天、南非醉茄、圣罗勒和西洋参。
- **磷脂酰丝氨酸**——适用于皮质醇水平高的人。
- **甘草根提取物**——可有效降低皮质醇水平。
- **玛卡粉**——原产于秘鲁的超级食物（网店和健康食品店有售），有助于缓解压力，提升精力，增强性欲。

◆ 高血糖

- **吡啶甲酸铬**——有助于控制血糖，改善胰岛素功能。
- **肉桂**——有助于减轻胰岛素抵抗（并改善胆固醇）。
- **小檗碱**——有助于细胞吸收葡萄糖（因此具有控制血糖的功效）。
- **肾上腺支持剂**——皮质醇会导致血糖居高不下，因此减压至关重要。

如今的营养补充剂市场鱼龙混杂，自行购买营养补充剂时应仔细甄别。虽然很多产品宣称是"健康"产品，但并不意味着它对您有益。为避免上当受骗，建议您咨询专业人士，防止弊大于利。

本书所提到的产品仅用于举例，不可替代医疗建议。

在服用任何新的营养补充剂之前，请务必咨询医生或相关医务人员，尤其是当您怀疑自己存在健康问题，或者处于孕期或服药期间时。

结论

5种最应该补充的营养物质：

· **复合维生素B——**含有充足的B族维生素和矿物质；

· **维生素D₃（并配合补充其他营养成分）**——冬季无法获得充足阳光照射时，尤其需要补充；

· **镁；**

· **鱼油（EPA/DHA）；**

· **维生素C。**

第十二章

·······

激素替代疗法

我在工作期间遇到不少人来咨询激素替代疗法（HRT）的使用问题。虽然了解患者的治疗方案是我的工作之一，但我并非医生，更不是激素替代治疗领域的专家。我建议女性学习更多的相关知识，以便做出正确的选择。本章是我个人研究的总结，但需要强调的是，书中内容仅为我的个人观点，并非专业建议。

大多数女性可以通过改变饮食和生活方式，以及服用针对性的营养补充剂，有效缓解绝经期症状。虽然饮食和生活方式的改变能够产生一定的效果，但由于个体存在差异，某些女性或许只能选择激素替代疗法。如果您提前绝经，或者手术导致了提前绝经（如子宫部分/全部切除或卵巢切除），采用激素替代疗法将是很有必要的。

激素替代疗法的功效

- **骨骼**——性激素对骨骼健康起着至关重要的作用。激素替代疗法有助于减少骨质流失，降低患骨质疏松的风险。
- **心脏**——雌激素和睾酮有助于保护动脉和心脏。
- **皮肤**——雌激素有助于减少胶原蛋白流失，消除皱纹。
- **阴道**——雌激素有助于保持阴道柔韧、润滑。

- **肌肉**——雌激素和睾酮有助于肌肉修复。
- **大脑**——雌激素和睾酮可改善语言记忆能力、情绪和认知功能。
- **压力与睡眠**——黄体酮有助于缓解压力，抑制皮质醇的兴奋效应，从而使身体平静下来。
- **经前期综合征**——在围绝经期使用天然黄体酮，可缓解雌激素过量引发的症状，如经前期综合征、月经量大、乳房触痛、体液潴留等。
- **潮热**——激素替代疗法可减轻潮热、夜间盗汗症状。

激素替代疗法的类型

既然激素替代疗法益处很多，为什么不能推而广之，推荐所有人都使用该疗法呢？对于恢复荷尔蒙平衡的最佳方式，医学界至今争议不断，很多女性对此感到无所适从。

传统激素替代疗法——这是大多数女性采用的标准疗法。该疗法使用的是合成激素，其作用与人体内的激素相似。但该疗法剂量统一，不强调个体差异。倍美力（Premarin）和甲羟孕酮是两种常见的激素替代药物。其中，倍美力提取自孕马尿液（因此又被称为"马雌激素"[①]）。虽然合成雌激素与人体雌激素的成分相似，但并不具有生物同质性（毕竟人不是怀孕的母马）。甲羟孕酮是一种合成黄体酮（孕激素），通常与合成雌激素搭配使用。

①译者注：即 PRE-MAR-IN，从孕马尿液中提取的激素。

生物同质性激素替代疗法（BHRT）——该疗法使用的雌激素仍然是合成激素，但具有生物同质性，这意味着它们与人类激素具有完全相同的结构。这些合成激素一般提取自植物（如大豆和野生山药），并通过专业技术手段被转化为与人类荷尔蒙具有生物同质性的成分。而且生物同质性激素的剂量可根据个人需求进行调整。

有专业人士认为，生物同质性激素安全性低，且效果不明。虽然大型制药企业生产的产品一般要经过严格检测才会上市，但目前医生往往不将这些产品列入首选治疗方案（至本书写作时原因尚不清楚）。

激素替代疗法的安全性

无论是合成激素还是天然激素，过量服用都会产生危害。激素替代疗法自20世纪50年代开始普及，目前已成为绝经期女性采用的标准疗法。然而美国妇女健康倡议（WHI）2002年开展的一项大型研究引发了行业震动。该研究认为，激素替代疗法（合成雌激素和甲羟孕酮搭配使用）会增加女性患心脏病、中风和乳腺癌的风险。此后，许多女性不再采用该疗法。对于不得已采用该疗法的患者，医生只建议短期采用。

后续研究证实了相关风险的存在。2003年发表的百万女性研究（Million Women Study）表明，单独服用合成雌激素或者合成雌激素与黄体酮搭配服用，可增加患癌风险。类似地，护士健康研究（Nurses' Health Study）2006年公布的研究结果显示，单独服用合成雌激素会增加女性患癌的风险。

合成激素替代疗法还会产生副作用，如腹胀、体液潴留、头痛、恶心、肌肉痉挛、乳房触痛、消化不良、情绪波动、抑郁、痤疮、背痛等。

尽管长期采用激素替代疗法对人体有害，但许多女性不得不依赖该疗法，这使她们陷入了两难境地：要么冒着罹患重病的风险继续采用该疗法，要么永远遭受绝经期症状的折磨。由于百万女性研究的影响，50～59岁女性接受雌激素替代疗法的比例降低了79%。对女性样本进行了为期10年的跟踪调查后，2013年的一项研究预测，在百万女性研究引起恐慌之后，多达5万名该年龄段的女性可能因拒绝采用激素替代疗法而早亡。

生物同质性激素替代疗法更安全吗

事实上，我们还不知道答案，但生物同质性激素并不会带来上述风险，因为人体处理生物同质性激素的方式与处理自身激素相同，而且生物同质性激素能够得到正常代谢，不会产生副作用。

生物同质性激素的安全性尚需更多研究证实，当前研究已显示出乐观的前景。

2009年，肯特·霍尔托夫（Kent Holtorf）博士对"生物同质性激素是否会增加女性患乳腺癌、心脏病和中风的风险"之争做了总结。他认为，已有的大量科学和医学证据表明，与传统的合成激素相比，生物同质性激素更安全、有效。

2005年，研究人员通过梳理过去23年的临床实践证实，生物同质性激素是安全、有效的。法国研究人员对3 000多名使用天然黄体酮和雌二醇的女性进行调查发现，受试者的健康风险并未增加。

另一项最新研究——欧洲癌症与营养前瞻性研究（EPIC）发现，与其他激素替代疗法相比，天然雌激素和黄体酮组合可显著降低受试者患乳腺癌的风险。

但荷尔蒙平衡极为微妙，即使服用生物同质性荷尔蒙，一种或多种荷尔蒙过量（或不足）都会引发不良症状，或导致服用者患荷尔蒙相关疾病的风险增加。

由于存在个体差异，有些女性对传统激素替代疗法反应良好，而另一些对生物同质性激素替代疗法反应良好，还有不少女性的症状必须服用处方药才能缓解。

但无论采取哪种疗法，都应本着对自身健康负责的原则，在充分了解该疗法的前提下接受治疗。

1.多做研究，多征求他人意见。

2.如果您的医生无法提供帮助，可及时更换。

3.求助专业人员，他们能为您提供建议和帮助。

4.进行检测，检测结果能够反映您的荷尔蒙水平、代谢和排毒情况，以及是否存在影响治疗的其他健康风险和遗传因素等。如前文所述，荷尔蒙平衡受到众多因素影响。因此，在采用某种激素替代疗法之前，应首先考虑如何消除这些影响因素。

根据世界卫生组织的数据，21世纪西方女性的预计寿命已经超过80岁。女性进入绝经期的平均年龄为52岁。这意味着我们在绝经后仍有30年左右的大好时光，而我们要做的是确保自己的老年时光在健康中度过。

结论

- 激素替代疗法益处众多。

- 激素替代疗法存在风险，建议寻求专业人士的指导。

- 不少女性采用传统激素替代疗法的反应良好，但它并非唯一的选择。

- 生物同质性激素替代疗法更具优势。

- 多做研究，多听专业意见。

结语

如果您已经从开头读到此处，那么祝贺您，说明您已经下定决心，一定要过上健康的生活。

所有人一直在前行，我也不例外。

如今的我已经告别了二三十岁时的放纵生活。例如，无法像过去那样丝毫不考虑次日早上能否爬得起来，而用红酒将自己灌个烂醉（伏特加和鸡尾酒更是无福消受），因为我的肝脏已经发出了预警，我必须要有所收敛了！

为了保持身材，我必须更加理性地锻炼身体并改善饮食，而不是继续依赖极端节食法，因为它们有害无益。我不再限制自己的食物摄入量，而是关注食物的营养成分（包括大量健康脂肪）。因为面包和意大利面曾使我疲劳、腹胀，我要接受教训。

我选择了较为温和的锻炼方式——散步，这也使我有更多的时间欣赏风景。

为缓解久坐不动造成的腰背不适，我开始做更多的伸展运动，也因此发现了瑜伽的乐趣。

我必须重视肾上腺素水平升高的问题了，所以我开始每天冥想20分钟（我从未想过自己能够静坐如此长的时间，但我现在很享受这份难得的宁静）。

这一切都是为了重获健康。应该何去何从，想必您已了然于心。

　　我无意炫耀自己做出的选择正确，因为我并不完美。在生活中，我遵循"二八定律"，即在80%的时间坚持健康生活（大部分为工作日），留出20%的时间供自己放松（大部分为周末）。该定律十分有效，使我能够始终保持理智且不半途放弃。

　　读到此处，如果您觉得自己的身体没什么问题，那么您可能是一位幸运者，我向您致敬（并表示羡慕）！35岁以后，大多数女性都受到荷尔蒙失衡引发的精力不足、肥胖（尤其是腹部）、记忆力问题、注意力不集中等症状的困扰。

　　如果您也不幸成为其中一员，我想借助本书告诉您，不必继续忍受病痛的折磨，重拾健康的方式就蕴含在这字里行间！

　　重拾健康的方式不外乎两种：求己和求人。简单的饮食和生活方式调整就能对平衡荷尔蒙产生意想不到的功效。

　　但积习难改，这也是不争的事实。

　　您大可在读完本书后将其束之高阁，然后继续尝试各种极端节食法和锻炼方案。

　　但这不是我希望看到的结果。我的愿望是使所有35岁以上的女性恢复最佳健康状态，并以我们的行动尽可能地影响更多身边的人。

请相信，改变根深蒂固的不良饮食习惯，努力恢复荷尔蒙平衡是明智之举。

在某些时刻，您需要将自己放在第一位，我希望从现在开始。

如果您能够动员家人，共同开启健康生活，这将是您给予他们的最好礼物。

我希望您能切实将自己的健康作为头等大事。试想一下，恢复健康的您将改善身边多少人的生活？

所以，恢复荷尔蒙平衡、重拾健康生活，这一切绝对值得。于我而言，除了恒久践行，别无其他选择。愿您也能享受这场旅行。

相关资源

RELATED RESOURCES

◆　◆　◆

　　为了帮您更好地践行本书倡导的理念，我特意提供了一些辅助资源，包括我喜爱的一些荷尔蒙平衡食谱、低血糖负荷饮食指南、荷尔蒙平衡饮食配比、居家甲状腺功能检测、荷尔蒙平衡要诀和我个人推荐阅读的一些书籍。

荷尔蒙平衡食谱

下列荷尔蒙平衡食谱制作简单，口味上乘，建议您和家人一起尝试，相信他们也会被这些美味的食物吸引。

思慕雪

思慕雪口味多样，有助于稳定血糖和补充营养。如果您已经购置搅拌机，可以将多种食材做成细腻的思慕雪。只需将食材放入搅拌机，搅拌好后倒出，营养丰富的美味就做好了。

制作思慕雪的食材最好选购有机农产品，因为您绝对不希望自己的思慕雪中含有残留农药！

以下是我最喜欢、最信赖的3种思慕雪，适合早餐食用。

◆ 浆果思慕雪（1人份）

食材

25 g无麸质燕麦

1勺蛋白粉（有机乳清或植物性蛋白粉）

1勺绿色超级食品

1汤匙椰子油

400 ml植物奶（如无糖杏仁奶、椰奶、腰果奶，根据个人口味选择）

1/2根香蕉

1汤匙混合种子

150 g冷冻浆果，如蓝莓、树莓、黑莓、草莓

少许冰块

制作方法

将所有食材放入搅拌机，搅拌均匀，即可享用。

◆ 排毒思慕雪（1人份）

食材

1勺蛋白粉（有机乳清或植物性蛋白粉）

1勺绿色超级食品

1段5 cm长的黄瓜

1把生菜

1段2 cm长的小瓠瓜

1段2 cm长的芹菜

1/2个苹果

1/2个鳄梨

1把香草（我个人喜欢欧芹和薄荷）

现挤柠檬汁

400 ml无糖椰子水

少许冰块

制作方法

将所有食材放入搅拌机，搅拌均匀，即可享用。

◆ 玛卡巧克力思慕雪（1人份）

食材

1勺蛋白粉（有机乳清或植物性蛋白粉）

250 ml杏仁奶（无糖）

1/2罐椰奶（1罐约为250 ml）

1汤匙玛卡粉

1汤匙生可可

1/2根香蕉

1茶匙肉桂

少许冰块

制作方法

将所有食材放入搅拌机，搅拌均匀，即可享用。

◆ 制作思慕雪的可选食材

椰子油

橄榄油

亚麻油

玛卡粉

碎亚麻籽

未加工的天然种子，如南瓜子、葵花子、奇亚籽、芝麻

肉桂

绿叶蔬菜，如羽衣甘蓝、芝麻菜、卷心菜、甜菜

鳄梨

香草，如欧芹、薄荷、香菜、罗勒

新鲜生姜、柠檬、酸橙、橙子

浆果

黄瓜、芹菜、茴香

坚果酱，如杏仁酱、腰果酱、榛子酱、夏威夷果酱

香草酱

生可可粉或可可粒

关于菠菜

我注意到，不少绿蔬思慕雪都以菠菜为主。毫无疑问，菠菜营养丰富，而且不会改变思慕雪的口味。但问题在于菠菜含有大量的草酸盐。草酸盐可在体内转化为草酸，而草酸过量可引发草酸钙肾结石（非常疼）。如果您对草酸敏感，建议每次食用菠菜不超过30 g。此外，您还可以食用草酸含量低的其他绿叶蔬菜，如羽衣甘蓝、甜菜、卷心菜、小白菜、芝麻菜。建议将菠菜烹熟后食用，生食应遵循少量原则。

早餐

在一夜未进食后，早餐必须为身体补充能量。早餐应以蛋白质和脂肪为主，这不仅能确保血糖始终维持在平稳、合理的水平，产生的较强饱腹感还能使您支撑到午餐时间。

如果您太忙没有太多时间准备早餐，将早餐与思慕雪合为一餐（并带去上班）也是不错的选择。如果您已经提前做好了格兰诺拉麦片，可将其与全脂有机牛奶、植物奶或天然酸奶搭配食用。

也可以提前一晚做好什锦早餐（详见下文），以备第二天早上食用。

如果您饥肠辘辘且时间充裕，建议您花点时间做几个鸡蛋。

我喜欢在周末做香蕉煎饼，食谱见下文。

◆ 做法多样的鸡蛋（1人份）

食材

2个鸡蛋

培根（有机散养动物制品）或熏三文鱼（野生阿拉斯加三文鱼）

什锦蔬菜（如小葱、绿叶蔬菜、青椒）

制作方法

椰子油煎蛋、煮荷包蛋、水煮蛋或炒蛋均可，您可以尝试自己喜欢的所有烹饪方式。

将培根肉用烤架烤好，再用椰子油煎什锦蔬菜，也可加入适量的熏三文鱼，与鸡蛋搭配食用。

◆ 什锦早餐（2人份）

食材

125 g无麸质燕麦

480 ml奶（无糖杏仁奶等自选品种）

1个苹果，切碎或切片

1/2根香蕉，切片

1/2个橙子，榨汁

现挤柠檬汁

1汤匙混合的亚麻籽、葵花子和南瓜子

1汤匙奇亚籽

1茶匙蜂蜜（原蜜更佳）

1茶匙肉桂

制作方法

将无麸质燕麦、奶、肉桂、柠檬汁与橙汁混合，放入冰箱浸泡一夜。在食用之前加入自选食材（苹果碎、香蕉片、蜂蜜、奇亚籽，以及混合的亚麻籽、葵花子和南瓜子）。

◆ 香蕉煎饼（10小个）

食材

60 g杏仁粉

60 g椰子粉

3个鸡蛋

1根熟香蕉，捣成泥

1茶匙泡打粉

1/2茶匙盐

1茶匙肉桂

1茶匙香草酱

适量椰子油，烹饪用

制作方法

将所有食材混合，制成面糊。

取一口平底锅，倒入椰子油，加热。舀入几勺面糊，摊成饼状。文火加热几分钟，直至面糊凝固。再翻至另一面，继续煎几分钟。

煎好之后，可根据个人爱好加入自选食材，比如撒上一层浆果、原蜜、坚果、椰乳或天然酸奶。

煎饼可保存在冰箱中，以备未来几天食用。

◆ 自制格兰诺拉脆麦片（Granola）（8~10人份）

食材

25 g无麸质即食燕麦

45 g荞麦片或藜麦片

50 g杏仁片

50 g美洲山核桃，粗切

50 g胡桃，切碎

75 g葵花子

75 g南瓜子

2汤匙亚麻籽

1茶匙肉桂

4汤匙椰子油，化开

125 ml现榨橙汁（或苹果汁、椰子水）

1汤匙原蜜

100 g枸杞

制作方法

将枸杞之外的所有干食材混合均匀，加入化开的椰子油、原蜜、橙汁（或苹果汁、椰子水）。将上述混合物倒入已涂油的烤盘中，再将烤盘放入烤箱，低温烘烤30～40分钟，中途搅拌。冷却后撒上枸杞，放入密闭容器保存。

午餐与晚餐

以下是我精选的午餐与晚餐食谱，它们制作简单便利。您还可以使用晚餐剩余的食材制作第二天的午餐。

◆ 生菜金枪鱼卷饼（1人份）

可以作为金枪鱼三明治的理想替代食品。

食材

2片生菜

1罐金枪鱼

2汤匙有机酸奶（或椰子酸奶）

1汤匙（中东）芝麻酱

3根小葱，切成小丁

1/4个红椒，切成小丁

1/2个鳄梨，切成小丁

1/2个柠檬，榨汁

适量盐和胡椒粉

制作方法

将生菜展开，铺上金枪鱼和其他食材，再用生菜包起来即可。

◆ 椰香扁豆汤（4人份）

此汤营养价值较高。

食材

200 g扁豆

1汤匙苹果醋

1汤匙椰子油

600 ml鸡汤（或蔬菜高汤）

400 ml椰奶

1个洋葱

2瓣大蒜

1块2.5 cm长的新鲜生姜

1茶匙姜黄

1茶匙孜然粉

1个有机红椒

少许干辣椒片

适量盐和胡椒粉

1个柠檬，榨汁

1把香菜（或欧芹）

制作方法

使用清水和苹果醋将扁豆浸泡数小时，然后沥干。

将洋葱、大蒜和生姜用椰子油炒至断生。下入红椒、孜然粉和姜黄，继续炒几分钟。再倒入扁豆、鸡汤、干辣椒片、椰奶、柠檬汁、盐和胡椒粉，文火煮1小时，期间偶尔搅拌。待扁豆煮至软嫩时，撒上香菜（或欧芹），即可上桌。

◆ **沙丁鱼酱（由切里·琼斯提供）**

即使您不爱吃沙丁鱼，我仍然建议您试试这道食谱，因为它不仅美味，还富含ω-3脂肪酸。

食材

1罐沙丁鱼（浸橄榄油）

1瓣大蒜，切成蒜蓉

2汤匙天然酸奶（或椰子酸奶）

1个酸橙，榨汁

20 g鲜香菜

1/2茶匙海盐

现磨黑胡椒粉

少许红椒粉

制作方法

将沙丁鱼沥干，保留罐中的橄榄油。与其他食材一起放入搅拌机，快速搅拌至涂抹酱的黏稠度。如果需要，可以加入适量的橄榄油。加工好后，根据个人口味加入调料。再将沙丁鱼酱转盛至小锅中，盖上锅盖冷藏，以备食用。

沙丁鱼酱可以搭配燕麦饼食用，也可以涂抹于生菜上，搭配食用。

◆ 西红柿罗勒风味烤鸡胸肉（2人份）

这是我家的主菜。

食材

> 1汤匙柠檬汁
>
> 2茶匙迷迭香
>
> 2茶匙橄榄油
>
> 2块有机鸡胸肉
>
> 1茶匙椰子油
>
> 2个大番茄或4个中等番茄，切丁
>
> 1汤匙鲜罗勒
>
> 2个洋葱，切成末
>
> 2茶匙香醋
>
> 适量盐和胡椒粉

制作方法

取一个中等大小的盘子，倒入柠檬汁、迷迭香、橄榄油、盐和胡椒粉并拌匀，下入鸡胸肉。将腌料均匀涂抹在鸡胸肉上，再盖上盖，放入冰箱冷藏0.5～1个小时。将鸡胸肉取出，沥干腌料。

将鸡胸肉放在烤架上，每面烤6～8分钟。

用椰子油将洋葱炒至变软，下入番茄、罗勒和香醋，炒至食材熟透，再与鸡胸肉搭配食用。

◆ 蒜香辣虾（2人份）

香喷喷的蒜香大虾，人人喜欢。

食材

> 300 g生对虾
>
> 1个红尖椒，去籽，切碎
>
> 3瓣大蒜，切成蒜蓉
>
> 2汤匙黄油（或椰子油）

制作方法

取一口煎锅，倒入黄油（或椰子油），锅热之后下入尖椒和对虾。再下入大蒜，将虾炒至粉红色（不可过度烹炒，以免食材变硬）。

可作为快速午餐食用，也可与米粉、蔬菜、糙米或花椰菜饭搭配食用。

◆ 时蔬蛋饼（1人份）

制作快速，方便灵活，可以根据个人口味添加培根或熏三文鱼。

食材

| 2个有机鸡蛋

| 1汤匙椰子油

| 100 g小番茄，切成两半

| 2根小葱

| 1大把菠菜

| 1汤匙酵母粉（或乳酪粉）

| 1把罗勒

| 1把欧芹

制作方法

用2汤匙水将鸡蛋打匀。

取一口耐热煎锅，倒入椰子油和1汤匙水，加热。下入小番茄、小葱和菠菜，煎至菠菜失水。再撒上罗勒、欧芹，倒入打好的蛋液，稍煎片刻后，加入酵母粉（或乳酪粉）。将蛋饼转至已预热的烤箱中，烘烤10～12分钟，至蛋饼充分膨胀，呈金黄色。也可以将蛋饼放在热烤架上，烤至全熟，呈金黄色为止。

◆ 藜麦芝士塔布勒沙拉（4～6人份）

可作为午餐和配菜食用，适于冷藏。

食材

| 250 g熟藜麦（或藜麦与扁豆混合）

| 1捆小葱，切碎

1/2个红椒或黄椒，切碎

1把鲜薄荷

1把碎欧芹

1瓣大蒜，切碎

1个鲜红尖椒，细细切碎

1根小黄瓜，切碎

1小篮小番茄（或2个大番茄），切成小丁

100 g菲达芝士，切块

1汤匙自选种子

1个柠檬，榨汁

3汤匙橄榄油

适量盐和胡椒粉

制作方法

取一只碗，将所有食材倒入，轻轻搅拌后冷藏1小时以上，以便入味。

◆ 烤鳕鱼配扁豆（4人份）

这是一道美味的鱼料理。

食材

鳕鱼烹饪用料：

2汤匙椰子油，另备少许涂抹用

2茶匙淡味咖喱粉

4块200 g的鳕鱼片

扁豆烹饪用料：

　200 g普伊青扁豆

　2汤匙椰子油，化开

　2大瓣大蒜，细细切碎

　1个中辣红尖椒，去籽，细细切碎

　1/2茶匙孜然粉

　1个小红洋葱，细细切碎

　1根韭菜，切成碎薄片

　4汤匙鲜鸡汤

　适量柠檬汁，根据个人口味添加

　2汤匙碎鲜香菜

制作方法

如果扁豆未预先煮熟，可将其倒入平底锅文火煮20分钟，或煮至豆子变软为止。15分钟后，将腌渍用的椰子油与咖喱粉混合，再将混合好的腌料刷在鳕鱼片上，腌渍15分钟。

将腌渍好的鳕鱼片放入烤箱，烤10～12分钟。

将煮好的扁豆沥干，另取一口干净的平底锅，倒入剩余的椰子油，下入洋葱、韭菜、大蒜、尖椒和孜然粉。等食材发出"滋滋"声时，下入扁豆和鸡汤。待汤充分加热之后，根据个人口味淋入柠檬汁，最后拌入香菜。

用勺子将煮好的食材盛入预热的盘子中，再将烤好的鳕鱼片置于其上，即可上桌。

◆ 泰式绿咖喱鸡（2～3人份）

这道菜能够满足我对高品质美食的期待。

食材

　　1汤匙椰子油

　　2块鸡胸肉

　　1个大洋葱

　　2大瓣蒜

　　1块2.5 cm长的生姜，切碎

　　1个红尖椒

　　1包泰式绿咖喱酱

　　1把青豆（或甜豌豆）

　　1把蘑菇

　　1/2罐椰奶

　　100 ml鸡汤

　　1把香菜，切碎

　　适量盐和胡椒粉

制作方法

　　取一口平底锅，倒入椰子油，加热。下入洋葱，小火炒至软嫩。下入生姜、红尖椒、大蒜和咖喱酱，炒1分钟。

　　倒入蘑菇，继续炒1～2分钟。然后下入鸡胸肉，炒至肉色发黄后倒入鸡汤、椰奶、盐和胡椒粉，搅拌后小火煮15分钟。之后下入青豆（或甜豌豆），继续煮5分钟。

出锅前撒上香菜，盛至碗中。建议与糙米或藜麦搭配食用。

◆ 鹰嘴豆泥配烤甘薯（2人份）

鹰嘴豆泥最好自己制作。

食材

2个甘薯

1罐400 g鹰嘴豆，洗净，沥干

2汤匙（中东）芝麻酱

1瓣大蒜（或1茶匙大蒜粉）

1个柠檬，榨汁

2汤匙橄榄油

适量盐和胡椒粉

制作方法

将甘薯放在烤盘上烤40分钟。

在烤甘薯的同时制作鹰嘴豆泥。将其他所有食材倒入搅拌机中，可根据自己的黏稠度喜好添加淋油。

将烤好的甘薯纵向剖开，用勺子淋上鹰嘴豆泥。可与沙拉搭配食用。

◆ 炸鸡（2人份）

快餐店炸鸡块的健康替代品，适合儿童食用。

食材

2块有机鸡胸肉，切成1口大小的块

1个鸡蛋，打匀

1杯椰子粉（或杏仁粉）

1汤匙椰子油

制作方法

取一口煎锅，倒入椰子油，加热。将鸡蛋液倒入一只宽口碗中，将鸡胸肉浸入鸡蛋液，裹上椰子粉。

将鸡胸肉下入热锅中，炸至两面金黄。

可与绿蔬沙拉、糙米或炒菜搭配食用。

◆ 炒绿叶蔬菜

谁说绿叶蔬菜一定寡淡无味？

食材

1大捆绿叶蔬菜（如羽衣甘蓝、甜菜、芥蓝、卷心菜）

2瓣大蒜

1块1.2 cm长的新鲜生姜

1/2个小红尖椒，去籽（可选）

1汤匙椰子油

2汤匙雪莉酒（或苹果醋）

适量盐和胡椒粉

制作方法

将绿叶蔬菜洗净，切成细丝。取一口大煎锅，倒入椰子油，加热。下入红尖椒、生姜和大蒜，炒香。再下入蔬菜，炒至断生。最后淋上雪莉酒（或苹果醋），撒上盐和胡椒粉，即可享用。

◆ 自制鸡汤

鸡汤富含胶原蛋白，对肠道、皮肤、骨骼和关节均有益处。而且鸡汤是汤、酱汁和肉汁的基础食材。

食材

1～2只有机鸡的骨头

1片月桂叶

2根芹菜，粗切

1个大洋葱，剥开，粗切

2根胡萝卜，去皮，粗切

1把香草（可选）

适量盐和胡椒粉

制作方法

取一口大汤锅，将所有食材倒入其中，加入冷水，盖上锅盖，高温煮沸。然后转至文火，加盖煮5～10小时，直至骨头中的营养被熬出。

待高汤冷却后，滤入玻璃容器中。高汤最长可冷冻保存6个月。制作高汤可用慢炖锅，因为它可以放在火上炖一整夜。

甜点

我爱吃甜点！而且很多女性发现自己根本戒不掉甜食。好消息是，只要您有所节制，以下甜点食谱不会影响您的饮食健康。

◆ 巧克力慕斯（8～10人份）

巧克力慕斯的味道是无法用语言形容的（您甚至尝不出鳄梨的味道）。

食材

> 1个熟鳄梨
>
> 1汤匙生可可粉
>
> 50 g软枣，去核
>
> 1汤匙原蜜
>
> 1汤匙椰子奶油
>
> 1个酸橙，榨汁

制作方法

将所有食材混合，搅拌均匀细腻，根据个人口味调整甜度，再放入冰箱使其变硬。

◆ 椰子杧果奶油（1人份）

这是一道热带风味美食。

食材

> 1小罐椰子酸奶

1茶匙香草酱

1个杧果，去皮切碎

制作方法

将全部食材放入搅拌机，搅拌均匀，冷却后即可食用。

◆ 浆果"芝士"饼

这是款待亲友的理想甜点。

食材

饼底：

少许黄油（或椰子油）

320 g坚果（杏仁、夏威夷果或榛子）

90 g椰枣，去核

馅料：

300 g腰果，没入水中浸泡一夜，沥干

1个柠檬，榨汁

3汤匙枫糖浆（或椰子花蜜）

3汤匙椰子油，提前加热

1茶匙香草酱

浇料：

90 g去核椰枣

250 g新鲜或冷冻浆果（树莓、草莓、蓝莓或多种浆果混合）

制作方法

饼底的做法：取一个直径约22 cm的罐子或盘子，涂上黄油（或椰子油）。将饼底原料倒入搅拌机中，搅拌均匀。将搅拌好的食材倒入罐子或盘子中压实，再将罐子或盘子放入冰箱，使饼底定形。

馅料的做法：将全部食材倒入搅拌机中，加入100 ml水，搅拌至均匀细腻。再将搅拌好的馅料倒在饼底上，放入冰箱冷冻数小时，使食材定形。

浇料的做法：将全部食材倒入搅拌机，搅拌均匀细腻。再将浇料淋在完成定形的"芝士"饼上，即可食用。

◆ 原味松露巧克力（8～10块）

这是一道绝不外传的美食！

食材

50 g核桃

50 g奇亚籽

100 g枣

1汤匙碎杏仁

1汤匙杏仁酱

50 g可可粉

1汤匙玛卡粉

2汤匙原蜜

少许其他碎种子或椰蓉

将所有食材倒入搅拌机中，搅拌至可以团成球形的黏稠度为止。将制作好的巧克力球裹上碎种子或椰蓉。

放入冰箱，待巧克力定形，即可享用。

低血糖负荷饮食指南

想必您听过升糖指数（GI）和血糖负荷（GL）两个概念，但您未必了解二者的区别。

升糖指数是指碳水化合物被人体消化，并以葡萄糖（糖）的形式释放到血液中的速度。与升糖指数低的食物相比，升糖指数高的食物具有更强的升血糖效应。但升糖指数并未考虑食物中碳水化合物的含量。

血糖负荷的计算方式是将一种食物的升糖指数乘以100 g该食物所含的碳水化合物，然后除以100。血糖负荷能够精确地反映食物对血糖的影响程度。

◆ **常见食物的血糖负荷**[①]

血糖负荷低（有益）：≤10。

血糖负荷中等（可接受）：11～20。

血糖负荷高（应避免/限制）：≥21。

---

①摘自国际升糖指数与血糖负荷值表，糖尿病（2008）。

◆ 低血糖负荷的淀粉主食

表附 1-1　常见淀粉主食的血糖负荷对比

类别	血糖负荷低	血糖负荷高
面包（饼）	100% 全谷物面包（7） 黑麦面包（10） 酸面包（8） 大豆和亚麻籽面包（5） 大麦和葵花子面包（6） 其他种子面包（6） 全麦皮塔饼（8）	白面包（11） 贝果（24） 法棍（10） 米糕（17） 白面皮塔饼（10）
谷物	全燕麦（11） 普通燕麦（9） 不加糖什锦早餐（8）	大米谷物（21） 麸皮饼（13） 小麦饼干（14） 脆玉米片（23）
意大利面 / 粉	米粉（15）	意大利细面条（27）
米	糙米（16） 藜麦（13）	白米（25） 糯米（24）
土豆 / 甘薯	甘薯（11）	烤白薯（33） 炸薯条（21） 土豆泥（26）

◆ 低血糖负荷的应季果蔬

表附 1-2　低血糖负荷的应季果蔬

季节	水果	蔬菜
春季	食用大黄、葡萄、酸橙、百香果、柠檬、葡萄柚、鳄梨	韭菜、卷心菜、水田芥、嫩土豆、菠菜、茄子、小萝卜、芝麻菜、春季绿叶蔬菜
夏季	草莓、树莓、蓝莓、红醋栗、黑醋栗、樱桃、油桃、甜瓜	芦笋、小胡萝卜、鲜豌豆、西红柿、红花菜豆、莴苣、黄瓜、小瓠瓜、辣椒、菜豆
秋季	黑莓、苹果、梨、醋栗、西洋李、梅子、接骨木、青梅	南瓜、洋葱、茴香、野生菌、菜瓜、芜菁、红球甘蓝、块根芹、瑞典甘蓝
冬季	蜜橘、小柑橘、蔓越莓、柑橘、梨、石榴	球芽甘蓝、菊苣、花椰菜、羽衣甘蓝、芹菜、蘑菇

荷尔蒙平衡餐盘

◆ ◆ ◆

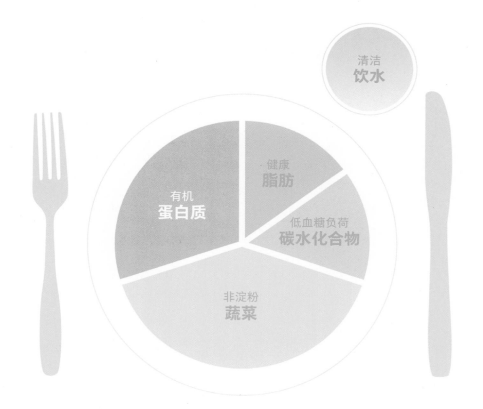

清洁
饮水

健康
脂肪

有机
蛋白质

低血糖负荷
碳水化合物

非淀粉
蔬菜

荷尔蒙平衡餐盘

荷尔蒙平衡饮食配比

HORMONE BALANCED DIET

◆ ◆ ◆

30%

蛋白质

动物性来源
- 畜肉（有机）
- 鸡蛋（有机）
- 鱼肉（野生）

植物性来源
- 豆类
- 坚果
- 豆制品（纳豆、味噌、印尼豆豉）
- 海藻

15%

脂肪

- 有机乳制品
- 鳄梨
- 橄榄油
- 椰子油
- 冷榨植物油
- 椰奶
- 杏仁奶
- 坚果
- 骨头汤

40%

蔬菜

- 绿叶蔬菜
- 卷心菜
- 西蓝花
- 花椰菜
- 胡萝卜
- 甜菜
- 小瓠瓜
- 茄子
- 洋葱
- 大蒜
- 黄瓜
- 芦笋
- 芝麻菜

15%

碳水化合物

- 低糖水果（苹果、浆果）
- 豆类
- 甘薯
- 无麸质谷物（藜麦、糙米、野生米）
- 无麸质面条（意大利面、荞麦面条、米粉）

荷尔蒙平衡餐盘是基于我的个人知识与临床经验设计的，它的优势在于无须计算食物的能量或重量。最重要的是，该饮食配比能够最大程度地满足荷尔蒙平衡所需的各种营养物质，为身体提供配比合理的蛋白质、脂肪和碳水化合物。

该饮食配比能为您的四大荷尔蒙（皮质醇、胰岛素、甲状腺激素和雌激素）提供支持，因为它们影响着您的新陈代谢、情绪、月经周期和体重。通过减少食物应激源、稳定血糖，提供荷尔蒙平衡必需的各种营养物质，您将恢复荷尔蒙平衡，重获健康的身体。

此外，这也是一种适合所有人的健康饮食方式，值得您和家人共同尝试。

居家甲状腺功能检测

HOME THYROID TEST ◆ ◆ ◆

虽然我一贯建议患者通过医生或相关医务人员进行全面的甲状腺功能检测，但您也可以通过居家检测判断自己是否存在甲状腺问题。

◆ 通过巴恩斯基础体温测试检测甲状腺功能

巴恩斯基础体温测试主要针对人体晨间的基础体温进行检测，因为晨间体温可以作为评测甲状腺功能的指标之一。

1. 晚上在床边放一支体温计。

2. 早上醒来时，将体温计夹在腋下10分钟，保持不动。

3. 10分钟后查看体温。

4. 连续测量7天。

未绝经的女性应从月经周期的第2天开始测试，男性及绝经后的女性测温时间不限。

腋下晨间体温的正常范围为36.6～36.8℃。如果您记录的体温始终低于该范围，建议您接受全面的甲状腺功能血液检测（即使您的初始检测指标在正常值范围内）。

但需要注意的是，体温受多种因素影响，因此单一的体温测量结果并不能作为诊断依据。

时间	体温
第一天	
第二天	
第三天	
第四天	
第五天	
第六天	
第七天	

居家甲状腺功能检测

食用天然食物 选择黑巧克力，多吃十字花科蔬菜

确保摄入足量蛋白质，小心食物中各种隐形的糖

保持好心情，摒除负罪感

拥抱脂肪

自购食材烹饪

尽量选购有机食品

做绿蔬思慕雪

喝高质量咖啡

保持饮水充足

多吃绿叶蔬菜

椰子油功效强大

不乱吃零食，夜间禁食

多吃发酵食品和亚麻籽

保持冷静、放松，深呼吸，静坐，深度睡眠

不做压力的奴隶，只关注当下

多晒太阳，亲近自然，接地气

笑口常开，多见朋友，怀有感恩之心，保持心态平和

护肝，远离双酚A

净化居住环境

使用精油作为芳香剂

每天散步，少坐多动，跳舞，做拉伸运动

细嚼慢咽，正念饮食

坚持就是胜利

善待自己

书籍推荐

饮食

Pure,White and Deadly:How Sugar is Killing Us and What We Can Do To Stop It by Dr John Yudkin

Eat Fat,Get Thin by Dr Mark Hyman

Eat to Get Younger by Lorraine Nicolle

Escape the Diet Trap by Dr John Briffa

The Paleo Manifesto by John Durant

Natural Alternatives to Sugar by Dr Marilyn Glenville

The Diet Delusion by Gary Taube

Food Fights:Gluten−Free,Paleo,High−Fat,Low−Sugar,Vegan by J.J.Virgin

The Art of Eating Well by Hemsley and Hemsley

休息

Addicted to Stress by Debbie Mandel

Adrenal Fatigue by James L.Wilson

Rushing Woman 's Syndrome by Dr Libby Weaver

Fast Asleep,Wide Awake by Dr Nerina Ramlakhan

Are you Tired and Wired? by Marcelle Pick

Relaxation Revolution by Herbert Benson MD

The Inside Out Revolution by Michael Neill

Success Through Stillness by Russell Simmons

排毒

Toxin Toxout by Bruce Lourie and Rick Smith

TOX-SICK by Suzanne Somers

Slow Death by Rubber Duck by Bruce Lourie and Rick Smith

Drug Muggers by Suzy Cohen

Clean by Alejandro Junger MD

运动

Don't Just Sit There by Katy Bowman

Fast Exercise by Michael Mosley and Peta Bee

荷尔蒙

Period Repair Manual by Lara Briden

The Wisdom of Menopause by Christiane Northrup

The Hormone Cure by Dr Sara Gottfried

Is it Me or My Hormones? by Marcelle Pick

The Silent Passage by Gail Sheehy

大脑健康

Brain Maker by David Perlmutter

A Mind of Your Own by Dr Kelly Brogan

Grain Brain by David Perlmutter

Why Isn't My Brain Working? Dr Datis Kharrazian

肠道健康

Wheat Belly by Dr William Davis

Eat Dirt by Dr Josh Axe

Gut and Psychology Syndrome by Natasha Campbell-McBride

The Autoimmune Fix by Dr Tom O' Bryan

综合资源

Eff ortless Healing by Dr Joseph Mercola

Healthy at 100 by John Robbins

The Obesity Epidemic by Zoe Harcombe

The New American Diet by Stephen Perrine

围绝经期

1. Arpels,J.C.(1996)The female brain hypoestrogenic continuum from the premenstrual syndrome to menopause.A hypothesis and review of supporting data.J Reprod Med,41(9):633–639.

2. Barth,C.et al.(2015)Sex hormones affect neurotransmitters and shape the adult female brain during hormonal transition periods.Front Neurosci,9:37.

3. Burger,H.G.,Hale,G.E.,Dennerstein,L.,Robertson,D.M.(2008)Cycle and hormone changes during perimenopause:The key role of ovarian function.Menopause,15:603–612.

4. Davis,S.R.et al.(2012)Understanding weight gain at menopause. Writing Group of the International Menopause Society for World Menopause Day 2012.Climacteric,15(5):419–429.

5. Greenblum,C.A.et al.(2013)Midlife women:Symptoms associated with menopausal transition and early postmenopause and quality of life. Menopause,20(1):22–27.

6. Hays,B.(2010)Female Hormones:The Dance of the Hormones,Part 1.In Jones,D.,ed.Textbook of Functional Medicine.

7. Mitchell,E.S.and Woods,N.F.(2010)Pain symptoms during the menopausal transition and early postmenopause,Climacteric,13(5):467–478.

8. Nappi,R.E.and Lachowsky,M.(2009)Menopause and sexuality:prevalence of symptoms and impact on quality of life.Maturitas,63(2):138–141.

9. Prior,J.C.(1998)Perimenopause:the complex endocrinology of the menopausal transition.Endocr Rev.,19(4):397–428.

皮质醇与压力

1. Akerstedt,T.(2006)Psychosocial stress and impaired sleep.Scand J Work Environ Health,32(6):493–501.

2. Arnett,J.L.et al.(1986)Loss of libido due to stress.Medical Aspects of Human Sexuality,20(1).

3. Bland,J.(2002)Nutritional Endocrinology-Breakthrough Approaches for Improving Adrenal and Thyroid Function 2002 syllabus.pp.82–117,pp.165–167.

4. Bauld,R.and Brown R.F.(2009)Stress,psychological distress,psychosocial factors,menopause symptoms and physical health in women.Maturitas, 62(2):160–165.

5. Brotto,L.A.and Basson,R.(2014)Group mindfulness-based therapy signifi cantly improves sexual desire in women.Behav Res Ther,57:43–54.

6. Carlson,L et al.(2004)Mindfulness-based stress reduction in relation to quality of life,mood,symptoms of stress and levels of cortisol,dehydroepiandrosterone sulfate (DHEAS)and melatonin in breast and prostate cancer outpatients.Psychoneuroendocrinolo gy,29(4):448–474.

7. Charmandari,E.et al.(2005)Endocrinology of the stress response.Rev Physiol,7:259–284.

8. Chevalier,G.et al.(2012)Earthing:Health Implications of Reconnecting the Human Body to the Earth's Surface Electrons.J Environ Public Health,291541.[Online].

9. Daubenmier,J.et al.(2011)Mindfulness Intervention for Stress Eating to Reduce Cortisol and Abdominal Fat among Overweight and Obese Women:An Exploratory Randomized Controlled Study,Journal of Obesity.

10. Epel,E.et al.(2000)Stress and body shape:stress-induced cortisol secretion is consistently greater among women with central fat. Psychosomatic Medicine 62.

11. Guilliams,T.G.and Edwards,L.(2013)Chronic Stress and the HPA Axis:Clinical Assessment and Therapeutic Considerations,The Standard,9(2):623–632.

12. Heitkemper,M.(1996)Increased urine catecholamines and cortisol in women with irritable bowel syndrome.Am J Gastroenterol,91(5):906–913.

13. McEwen,B.S.and Sapolsky R.M.(1995)Stress and cognitive function. Curr Opin Neurobiol.,5(2):205–216.

14. Moore,A.and Malinowski,P.(2009)Meditation,mindfulness and cognitive flexibility.Conscious Cogn,18(1):176–186.

15. Kaliman,P.et al.(2014)Rapid changes in histone deacetylases and infl ammatory gene expression in expert meditators.Psychoneuroendocrinlo gy,40:96–107.

16. Katterman,S.N.et al.(2014)Mindfulness meditation as an intervention for binge eating,emotional eating,and weight loss:A systematic review. Eat Behav,15(2):197–204.

17. Rakowski,R.(2002)New Strategies for Improving Adrenal and Thyroid Function 2002 syllabus.

18. Segerstrom,S.C.and Miller G.E.(2004)Psychological stress and the human immune system:a meta-analytic study of 30 years of inquiry. Psychological Bulletin,130(4):601–630.

19. Thirthalli,J.et al.(2013)Cortisol and antidepressant effects of yoga. Indian Journal of Psychiatry.

20. Van Eck,M.et al.(1996)The effects of perceived stress,traits,mood states,and stressful daily events on salivary cortisol.Psychosom Med,58(5):447–458.

21. Wilson,J.L.(2014)Clinical perspective on stress,cortisol and adrenal fatigue.Advances in Integrative Medicine, 1(2):93–96.

22. Winbush,N.Y.et al.(2007)The effects of mindfulness-based stress reduction on sleep disturbance:a systematic review.Explore (NY),3(6): 585–591.

23. Zellner,D.A.et al.(2006)Food selection changes under stress.Physiol Behav,87(4):789–793.Epub 2006 6 Mar.

睡眠

1. Briff a,Dr J.(2012)Can lack of sleep contribute to obesity? [Online];http://www.drbriff a.com/2012/02/10/can-lack-ofsleep-contribute-to-obesity/

2. Kravitz,H.M.et al.(2008)Sleep disturbance during the menopausal transition in a multi-ethnic community sample of women. Sleep,31(7):979–990.

3. Knutson,K.,Spiegel,K.,Penev,P.,Van Cauter,E.(2007).The Metabolic Consequences of Sleep Deprivation.Sleep Med Rev,11(3):163–178.

4. Lulu Xie, et al.(2013)Sleep Drives Metabolite Clearance from the Adult Brain.Science, 342(6156):373–377.

5. Laugsand,L.E.,Vatten,L.J.Platou,C.and Janszky,I.(2011)Insomnia and the Risk of Acute Myocardial Infarction:A Population Study. Circulation,124:2073–2081.

6. Obal,F.and Krueger,J.M.(2001)Hormones,Cytokines and Sleep.

7. Reiter,R.(1994)Melatonin suppression by static and extremely low frequency electromagnetic fields:relationship to the reported increased incidence of cancer.Rev Environ Health,10(3–4):171–186.

8. Schernhammer,E.S.and Schulmeister,K.(2004)Melatonin and cancer risk:does light at night compromise physiologic cancer protection by lowering serum melatonin levels? Br J Cancer,90(5):941–943.

9. Schmid,S.M.(2008)A single night of sleep deprivation increases ghrelin levels and feelings of hunger in normal-weight healthy men.J Sleep Res,17(3):331–334.

10. Spiegel,K.et al.(2005)Sleep loss:a novel risk factor for insulin resistance and Type 2 diabetes.Journal of Applied Physiology,99(5):2008–2019.

11. Spiegel,K.,Tasali,E.,Penev,P.,and Van Cauter,E.(2004)Brief Communication:Sleep Curtailment in Healthy Young Men Is Associated with Decreased Leptin Levels,Elevated Ghrelin Levels,and Increased Hunger and Appetite.Ann Intern Med,141:846–850.

12. Taheri,S.,Lin,L.,Austin,D.et al.(2004)Short sleep duration is associated with reduced leptin,elevated ghrelin,and increased body mass index. PLoS Med,1(3):e62.

胰岛素与血糖控制

1. Arcidiacono,B.et al.(2012)Insulin resistance and cancer risk:an overview of the pathogenetic mechanisms.Exp Diabetes Res.

2. Johnson,R.J.et al.(2007)Potential role of sugar (fructose)in the epidemic of hypertension,obesity and the metabolic syndrome,diabetes,kidney disease,and cardiovascular disease.American Journal of Clinical Nutrition.

3. Lakhan,S.E.and Kirchgessner,A.(2013)The emerging role of dietary fructose in obesity and cognitive decline.Nutr J,12:114.

4. Liu,H.and Heaney,A.P.(2011)Refined fructose and cancer.Expert Opinions on Therapeutic Targets.

5. Ludwig,D.S.(2002)The glycemic index:physiological mechanisms relating to obesity,diabetes and cardiovascular disease,JAMA,287:2414–2423.

6. Rada,P.et al.(2005)Daily bingeing on sugar repeatedly releases dopamine in the accumbens shell.Neuroscience,134(3):737–744.

7. Schmidt,J.et al.(2011)Reproductive hormone levels and anthropometry in postmenopausal women with PCOS:A 21 year follow up study.J Clin Endocrinol Metabl,96(7).

8. Schwingshackl,L.and Hoff mann,G.(2013)Long-term eff ects of low glycemic index/load vs.high glycemic index/load diets on parameters of obesity and obesity-associated risks:a systematic review and meta-analysis.Nutr Metab Cardiovasc Dis,23(8):699–706.

9. Shiloah,E.et al.(2003)Effect of acute psychotic stress in nondiabetic subjects on beta-cell function and insulin sensitivity.Diabetes Care,26(5):1462–1467.

10. Thomas,D.E.(2007)Low glycaemic index or low glycaemic load diets for overweight and obesity.Cochrane Database Syst Rev,3:CD005105.

11. Turner,R.et al.(2013)Individuals with Alzheimer's disease exhibit a high prevalence of undiagnosed impaired glucose tolerance and type 2 diabetes mellitus.Alzheimer's & Dementia.

甲状腺

1. Anderson,P.(2015)Hashimoto's Disease:The Underactive Thyroid Disease.MSN Student Scholarship.Paper 121.

2. Brent,G.A.(2010)Environmental exposures and autoimmune thyroid disease.Thyroid,20(7):755–761.

3. Hak,A.E.et al.(2000)Subclinical hypothyroidism is an independent risk factor for atherosclerosis and myocardial infarction in elderly women. Ann Intern Med,132(4):270–278.

4. Helmreich,D.L.et al.(2005)Relation between the hypothalamicpituitary-thyroid (HPT)axis and the hypothalamic-pituitaryadrenal (HPA)axis during repeated stress.Neuroendocrinology, 81(3):183–192. Epub 2005 11 Jul.

5. Kirkegaard,C.and Faber,J.(1998)The role of thyroid hormones in depression.European Journal of Endocrinology,138:1–9.

6. Knudsen,N.et al.(2002)Risk factors for goiter and thyroid nodules. Thyroid,12(10):879–888.

7. Luboshitzky,R.,Aviv,A.,Herer,P.and Lavie,L.(2002)Risk factors for cardiovascular disease in women with subclinical hypothyroidism. Thyroid,12:421–425.

8. Maes,M.et al.(1997)Components of biological variation,including seasonality,in blood concentrations of TSH,TT3,FT4,PRL,cortisol and testosterone in healthy volunteers.Clin Endocrinol (Oxf),46(5):587–598.

9. Metso,S.et al.(2012)Gluten-free diet and autoimmune thyroiditis in patients with celiac disease.Scandinavian Journal of Gastroenterology,47.

10. Nicolle,L.and Beirne,A.W.(2010)Biochemical Imbalances in Disease. London:Singing Dragon,p.187.

11. Pizzorno,L.and Ferril,F.(2005)Thyroid.In D.S.Jones and S.Quinn (eds) Textbook of Functional Medicine.WA:Gig Harbour.

12. Uzunlugu,M.et al.(2007)Prevalence of Subclinical Hypothyroidism in Patients with Metabolic Syndrome.Endocrine Journal,54(1):71–76.

雌激素

1. Adlercreutz,H.and Mazur,W.(1997)Phyto-oestrogens and Western diseases.Ann.Med,29:95–120 (Medline).Barth,C.et al.(2015)Sex hormones affect neurotransmitters and shape the adult female brain during hormonal transition periods.Front Neurosci,9:37.

2. Behl,C.,Skutella,T.,Lezoualch,F.et al.(1997)Neuroprotection against oxidative stress by estrogens:structure-activity relationship.Mol Pharmacol,51:535–541.

3. Borrelli,F.and Ernst,E.(2010)Alternative and complementary therapies for the menopause.Maturitas,66:333–343.

4. Engler-Chiurazzi,E.B.et al.(2016)Estrogens as neuroprotectants:Estrogenic actions in the context of cognitive aging and brain injury.Prog.Neurobiol. Feb.15.

5. Eisenberg,V.H.et al.(2012)Is there an association between autoimmunity and endometriosis? Autoimmun Rev,11(11):806–814.

6. Gorbach,S.L.and Goldin,B.R.(1987)Diet and the excretion and enterohepatic cycling of estrogens.Prev Med,16(4):525–531.

7. Graham,J.D.and Clarke,C.L.(1997)Physiological action of progesterone in target tissues.Endocr Rev,18(4):502–519.

8. Hajirahimkhan,A.,Dietz,B.M.and Bolton,J.L.(2013)Botanical Modulation of Menopausal Symptoms:Mechanisms of Action? Planta Med,79:538–553.

9. Lokuge S.et al.(2011)Depression in women:windows of vulnerability and new insights into the link between estrogen and serotonin.The Journal of Clinical Psychiatry,72(11):e1563-9

10. Nelson,L.R.and Bulun,S.E.(2001)Estrogen production and action.J.Am.Acad.Dermatol,45(3 Suppl):S116–124.

11. Rose,D.P.et al.(1991)High-fiber diet reduces serum estrogen concentrations in premenopausal women.Am J Clin Nutr,54(3):520–525.

12. Shanafelt,T.D.,Barton,D.L.,Adjei,A.A.and Loprinzi,C.L.(2002)Pathophysiology and treatment of hot flashes.Mayo Clin Proc,(11):1207–1218.

13. Zava,D.T.et al.(1998)Estrogen and progestin bioactivity of foods, herbs, and spices.Proceedings of the Society for Experimental Biology and Medicine,217(3):369–378.

食物与营养

1. Adlercreutz,H.et al.(1993)Inhibition of human aromatase by mammalian lignans and isofl avonoid phytoestrogens.J Steroid Biochem Mol Biol,44(2):147–153.

2. Amagase,H.and Nance,D.M.(2008)A randomized,doubleblind,placebo-controlled,clinical study of the general effects of a standardized Lycium barbarum (Goji)Juice,GoChi.J Altern Complement Med,14(4):403–412.

3. Atkinson,F.S.et al.(2008)International Tables of Glycemic Index and Glycemic Load Values.Diabetes Care,31:2281–2283.

4. Auborn,K.J.et al.(2003)Indole-3-carbinol is a negative regulator of estrogen.Journal of Nutrition,133(7 Suppl):2470S-2475S.

5. Balick,M.J.and Lee,R.(2002)Maca:from traditional food crop to energy and libido stimulant.Altern Ther Health Med,8(2):96–98.

6. Barr,S.B.and Wright,J.C.(2010)Postprandial energy expenditure in whole-food and processed-food meals:implications for daily energy expenditure.Food Nutr Res,2:54.

7. Boirie,Y,et al.(1997)Slow and fast dietary proteins diff erently modulated postprandial protein accretion.Proc Natl Acad Sci U S A,94(26):14930–14935.

8. Bolin Qin et al.(2010)Cinnamon:Potential Role in the Prevention of Insulin Resistance,Metabolic Syndrome,and Type 2 Diabetes.J Diabetes Sci Technol,4(3):685–693.

9. Carlsson,S.et al.(2005)Alcohol consumption and type 2 diabetes Meta-analysis of epidemiological studies indicates a U-shaped relationship. Diabetologia,48(6):1051–1054.

10. Dabas,D.et al.(2013)Avocado (Persea americana)seed as a source of bioactive phytochemicals.Curr Pharm Des,19(34):6133–6140.

11. Dennis,E.A.et al.(2010)Water consumption increases weight loss during a hypocaloric diet intervention in middle-aged and older adults.Obesity,18(2):300–307.

12. Freedman,N.D,Park,Y.,Abnet,C.C.et al.(2012)Association of coffee drinking with total and cause-specifi c mortality.N Engl J Med,366:1891–1904.

13. Genta,S.et al.(2009)Yacon syrup:beneficial effects on obesity and insulin resistance in humans.Clin Nutr,28(2):182–187.

14. Hassan,S.T.S.et al.(2016)Antimicrobial,antiparasitic and anticancer properties of Hibiscus sabdariff a (L.)and its phytochemicals:in vitro and in vivo studies.Ceska Slov Farm,65(1):10–14.

15. Hatori,M.et al.(2012)Time-restricted feeding without reducing caloric intake prevents metabolic diseases in mice fed a high-fat diet.Cell Metab,15(6):848–860.

16. Higdon,J.V.et al.(2007)Cruciferous Vegetables and Human Cancer Risk:Epidemiologic Evidence and Mechanistic Basis.Pharmacol Res,55(3):224–236.

17. Hyman,M.(2012)The Blood Sugar Solution.[Kindle version] London:Hodder & Stoughton.

18. Joy,J.M.et al.(2013)The effects of 8 weeks of whey or rice protein supplementation on body composition and exercise performance.Nutr J,12:86.

19. Kohmani,E.F.(1939)Oxalic acid in foods and its behaviour and fate in the diet.Journal of Nutrition,18(3):233–246.

20. Lakhan,S.E.et al.(2009)Inflammatory mechanisms in ischemic stroke:therapeutic approaches.Journal of Translational Medicine,7:97.

21. Lieberman,S.and Bruning,N.(2007)The Real Vitamin & Mineral Book. New York:Avery.

22. Lindahl,G.et al.(2011)Tamoxifen,flaxseed,and the lignan enterolactone increase stroma- and cancer cell-derived IL-1Ra and decrease tumour angiogenesis in estrogen-dependent breast cancer.Cancer Res,71(1):51–60.

23. Liska,D.(2004)Clinical Nutrition A Functional Approach. Washington:Institute for Functional Medicine.

24. Loenneke,J.P.et al.(2012)Quality protein intake is inversely related with abdominal fat.Nutr Metab,9(1):5.

25. Martin,F.P.et al.(2009)Metabolic effects of dark chocolate consumption on energy,gut microbiota,and stress-related metabolism in free-living subjects.J Proteome Res,8(12):5568–5579.

26. Panahi,Y.et al.(2015)Chlorella vulgaris:A Multifunctional Dietary Supplement with Diverse Medicinal Properties.Curr Pharm Des,22(2):164–173.

27. Park,Y.M et al.(2015)A high-protein breakfast induces greater insulin and glucose-dependent insulinotropic peptide responses to a subsequent lunch meal in individuals with type 2 diabetes.J Nutr,145(3):452–458.

28. Pelucchi,C.et al.(2011)Alcohol consumption and cancer risk.Nutr Cancer,63(7):983–990.

29. Prasad,K.(2001)Secoisolariciresinol diglucoside from flaxseed delays the development of type 2 diabetes in Zucker rat,J Lab Clin Med,138:32–39.

30. Pruthi,S.et al.(2007)Pilot evaluation of flaxseed for the management of hot flashes.J Soc Integr Oncol.Qinghua Wu et al.(2016)The antioxidant,immunomodulatory,and anti-inflammatory activities of Spirulina:an overview.Arch Toxicol,90(8):1817–1840.

31. Rohrmann,S.et al.(2007)Intake of heterocyclic aromatic amines from meat in the European Prospective Investigation into Cancer and Nutrition (EPIC)– Heidelberg cohort.British Journal of Nutrition,98(6):1112–1115.

32. Schauss,A.G.et al.(2006)Antioxidant capacity and other bioactivities of the freeze-dried Amazonian palm berry,Euterpe oleraceae mart (acai).J Agric Food Chem,54(22):8604–8610.

33. Shearer,J.and Swithers,S.E.(2016)Artifi cial sweeteners and metabolic dysregulation:Lessons learned from agriculture and the laboratory.Rev Endocr Metab Disord,17(2):179–186.

34. Srednicka-Tober,D.et al.(2016)Composition diff erences between organic and conventional meat:a systematic literature review and meta-analysis.Br J Nutr,115(6):994–1011.

35. Steinbrecher,A.and Linseisen,J.(2009)Dietary Intake of Individual Glucosinolates in Participants of the EPIC-Heidelberg Cohort Study. Ann Nutr Metab,54:87–96.

36. Stohs,S.J.and Hartman,M.J.(2015)Review of the Safety and Efficacy of Moringa oleifera.Phytother Res,(6):796–804.

37. Swithers,S.E.(2013)Artificial sweeteners produce the counterintuitive effect of inducing metabolic derangements.Trends Endocrinol Metab,(9):431–441.

38. Wanders,A.J.et al.(2011)Effects of dietary fibre on subjective appetite,energy intake and body weight:a systematic review of randomized controlled trials.Obes Rev,12(9):724–739.

39. Westerterp-Plantenga,M.S.et al.(2012)Dietary protein – its role in satiety,energetics,weight loss and health.Br J Nutr,108 (Suppl 2):S105–112.

40. Zhang,W.et al.(2008)Dietary flaxseed lignan extract lowers plasma cholesterol and glucose concentrations in hypercholesterolaemic subjects.British Journal of Nutrition,99:1301–1309.

41. Zhu,H.et al.(2009)Cruciferous dithiolethione-mediated coordinated induction of total cellular and mitochondrial antioxidants and phase 2 enzymes in human primary cardiomyocytes:cytoprotection against oxidative/electr.Exp Biol Med (Maywood),234(4):418–429.

脂肪

1. Assunção,M.L.et al.(2009)Effects of dietary coconut oil on the biochemical and anthropometric profiles of women presenting abdominal obesity.Lipids,44(7):593–601.

2. Brinton,E.A.et al.(1990)A low-fat diet decreases high density lipoprotein (HDL)cholesterol levels by decreasing HDL apolipoprotein transport rates.J Clin Invest,85(1):144–151.

3. Gillman,M.W.et al.(1997)Margarine intake and subsequent coronary heart disease in men.Epidemiology,8(2):144–149.

4. Harcombe,Z.et al.(2015)Evidence from randomised controlled trials did not support the introduction of dietary fat guidelines in 1977 and 1983:a systematic review and meta-analysis.Open Heart,2:doi:10.1136/openhrt-2014-000196.

5. Kavanagh,K.et al.(2007)Trans fat diet induces abdominal obesity and changes in insulin sensitivity in monkeys.Obesity (Silver Spring),15(7):1675–1684.

6. Mozaff arian,D.and Willet,W.C.(2009)Health effects of transfatty acids:experimental and observational evidence.Eur J Clin Nutr,63 (Suppl 2):S5-21.doi:10.1038/sj.ejcn.1602973.

7. O'Keefe,S.et al.(1994)Levels of Trans Geometrical Isomers of Essential Fatty Acids in Some Unhydrogenated US Vegetable Oils.Journal of Food Lipids,1:165–176.

8. Parks,E.J.et al.(1999)Effects of a low-fat,high-carbohydrate diet on VLDL-triglyceride assembly,production,and clearance.J Clin Invest,104(8):1087–1096.

9. St-Onge,M.P.and Jones,P.J.(2002)Physiological effects of medium-chain triglycerides:potential agents in the prevention of obesity.J Nutr,132(3):329–332.

10. St-Onge,M.P.et al.(2003)Medium-chain triglycerides increase energy expenditure and decrease adiposity in overweight men.Obes Res,11(3):395–340.

11. Siri-Tarino,P.W.et al.(2009)Meta-analysis of prospective cohort studies evaluating the association of saturated fat with cardiovascular disease. Am J Clin Nutr,91(3):535–546.

12. Wansink,B.and Chandon,P.(2006).Can "Low-Fat" Nutrition Labels Lead to Obesity? Journal of Marketing Research,43(4):605–617.

13. The Weston A.Price Foundation,The Oiling of America.Yancy Jr.,W. S.et al.(2004)A low-carbohydrate,ketogenic diet versus a low-fat diet to treat obesity and hyperlipidemia:a randomized,controlled trial.Ann Intern Med,140(10):769–777.

环境与毒素

1. Anetor,J.I.et al.(2008)High cadmium / zinc ratio in cigarette smokers:potential implications as a biomarker of risk of prostate cancer.Niger J Physiol Sci,23(1–2):41–49.

2. Byford,J.R.et al.(2002).Oestrogenic activity of parabens in MCF7 human breast cancer cells.Journal of Steroid Biochemistry & Molecular Biology, 80:49–60.

3. Calafat,A.,Ye,X.,Wong,L.Y.,Reidy.J.and Needham,L.(2008)Exposure of the US Population to Bisphenol A and 4tertiary-Octylphenol:2003–2004. Environmental Science and Technology,116:39–44.

4. Carwile,J.,Luu,H.,Bassett,L.et al.(2009)Polycarbonate bottle use and urinary bisphenol A concentrations.Environ Health Perspectives,117(9):1368–1372.

5. Crinnion,W.J.(2010)Toxic effects of the easily avoidable phthalates and parabens.Altern Med Rev,15(3):190–196.

6. Davis,D.L.,Bradlow,H.L.et al.(1993)Medical hypothesis:xenoestrogens as preventable causes of breast cancer.Environ Health Perspect,101(5):372–377.

7. Environmental Working Group,Skin Deep.Butylated Hydroxyanisole,[Online]: http://www.ewg.org/skindeep/ingredient/700740/BHA/.Accessed 20 June 2013.

8. Goldman,L.R.(2007)Managing pesticide chronic health risks:US. policies.J Agromedicine,12(1):67–75.

9. Kapoor,D.and Jones,T.H.(2005)Smoking and hormones in health and endocrine disorders.Eur J Endocrinol,152(4):491–499.

10. Lee,D.H.et al.(2011)Low Dose Organochlorine Pesticides and Polychlorinated Biphenyls Predict Obesity,Dyslipidemia,and Insulin Resistance among People Free of Diabetes.PLoS One, 6(1):e15977.

11. Lin C.Y.et al.(2009)Association Among Serum Perfl uoroalkyl Chemicals, Glucose Homeostasis,and Metabolic Syndrome in Adolescents and Adults.Diabetes Care,32(4):702–707.

12. Lind,P.M.,Zethelius,B.and Lind,L.(2012)Circulating levels of phthalate metabolites are associated with prevalent diabetes in the elderly. Diabetes Care,35(7):1519-1524.

13. Marsee,K.et al.(2007).Estimated Daily Phthalate Exposures in a Population of Mothers of Male Infants Exhibiting Reduced Anogenital Distance. Environ Health Perspect,114(6):805–809.

14. Nielsen,S.E.et al.(2013)Hormonal contraception use alters stress responses and emotional memory.Biol.Psychol,92:257–266.

15. Pelton,R.et al.(1999)Drug-Induced Nutrient Depletion Handbook,Lexicomp Clinical Reference Library–See more at [Online]:http://drhoff man. com/article/drugs-that-steal-2/#sthash.4Lef6Pgz.dpuf Accessed 12 November 2016.

16. Ropero,A.B.et al.(2008)Bisphenol–A disruption of the endocrine pancreas and blood glucose homeostasis.Int J Androl,31(2):194–200.

17. Schectman,G.et al.(1989)The influence of smoking on vitamin C status in adults.Am J Public Health,79(2):158–162.

18. Schlumpf,M.et al.(2004).Endocrine activity and developmental toxicity of cosmetic UV filters–an update.Toxicology,205(1):113–122.

19. Strunecka,A.et al.(2007).Fluoride Interactions:From Molecules to Disease. Current Signal Transduction Therapy,2(3):190–213.

20. Teitelbaum,S.L.et al.(2012).Associations between phthalate metabolite urinary concentrations and body size measures in New York City children.Environ Res,112:186–193.

21. US Environmental Protection Agency.TSCA Chemical Substances inventory;[Online];http://www.epa.gov/oppt/existingchemicals/pubs/tscainventory/basic.html Accessed 12 November 2016.

22. Viñas,R.and Watson,C.S.(2013)Mixtures of xenoestrogens disrupt estradiol-induced non-genomic signaling and downstream functions in pituitary cells.Environ Health,12:26.

23. WHO 2012 State of the Science of Endocrine Disrupting Chemicals. [Online];http://apps.who.int/iris/bitstream/10665/78102/1/WHO_HSE_PHE_IHE_2013.1_eng.pdf Accessed 12 November 2016.

24. Wong,P.K.et al.(2007)The effects of smoking on bone health.Clin Sci (Lond),113(5):233–241.

肠道与肝脏

1. Blaser,M.(2011)Antibiotic overuse:Stop the killing of beneficial bacteria. Nature,476(7361):393–394.

2. Budak,N.H.et al.(2014)Functional properties of vinegar.Journal of Food Science,79(5).

3. Clemente,J.et al.(2012)The impact of the gut microbiota on human health:an integrative view.Cell,148.

4. Dalen,J.et al.(2010)Pilot Study:Mindful Eating and Living (MEAL):weight,eating behavior,and psychological outcomes associated with a mindfulness-based intervention for people with obesity.Complement Ther Med,18(6):260–264.

5. David,L.A.et al.(2014)Diet rapidly and reproducibly alters the human gut microbiome,Nature,505:559–563.

6. Gallant,L.(2014)The gut micro biome and the brain.J Med Food,17(12):1261–1272.

7. Gill,H.S.and Guarner,F.(2004)Review;Probiotics and human health:a clinical perspective.Postgrad Med J,80:516-526 doi:10.1136/pgmj.2003.008664.

8. Heitkemper,M.M.and Chang,L.(2009)Do fluctuations in ovarian hormones aff ect gastrointestinal symptoms in women with irritable bowel syndrome? Gend Med,6(Suppl 2):152–167.

9. Itan,Y.et al.(2010)A Worldwide Correlation of Lactase Persistence Phenotype and Genotypes,BMC Evolutionary Biology,9 February.

10. Konturek,P.C.et al.(2011)Stress and the gut:pathophysiology,clinical consequences,diagnostic approach and treatment options.J Physiol Pharmacol,62(6):591–599.

11. Petsiou,E.I.et al.(2014)Effect and mechanisms of action of vinegar on glucose metabolism,lipid profile,and body weight.Nutr Rev,72(10):651–661.

12. Ritchie,M.L.and Romanuk,T.N.(2012)A meta-analysis of probiotic efficacy for gastrointestinal diseases.PLoS One,7(4):e34938.

13. Sender,R.et al.(2016)Revised estimates for the number of human and bacteria cells in the body,BioRxiv.org.

14. Timmerman,G.and Brown,A.(2012).The Effect of a Mindful Restaurant Eating Intervention on Weight Management in Women.Journal of Nutrition Education and Behavior,44(1):22–28.

15. Visser,J.et al.(2009)Tight junctions,intestinal permeability,and autoimmunity:celiac disease and type 1 diabetes paradigms.Ann N Y Acad Sci,1165:195–205.doi:10.1111/j.1749-6632.2009.04037.x.

16. Xuan,C.et al.(2014)Microbial Dysbiosis Is Associated with Human Breast Cancer,PLoS One,9(1):e83744.

麸质

1. Biesiekierski,J.R.et al.(2011)Gluten causes gastrointestinal symptoms in subjects without celiac disease:a double-blind randomized placebo-controlled trial.Am J Gastroenterol,106(3):508–514;quiz 515.

2. Catassi,C.et al.(2013)Non-Celiac Gluten Sensitivity:The New Frontier of Gluten Related Disorders.Nutrients,5:3839–3853.

3. Ouaka-Kchaou,A.et al.(2008)Autoimmune Diseases in Coeliac Disease:Eff ect of Gluten Exposure.Therap Adv Gastroenterol,1(3):169–172.

4. Tovoli,F.et al.(2015)Clinical and diagnostic aspects of gluten related disorders.World J Clin Cases,3(3):275–284.

5. Vazquez-Roque,M.I.et al.(2013)A controlled trial of gluten-free diet in patients with irritable bowel syndrome-diarrhea:eff ects on bowel frequency and intestinal function.Gastroenterology, 144(5):903-911.e3.

锻炼

1. Beddhu,S.et al. (2015)Light-intensity physical activities and mortality in the United States general population and CKD subpopulation.Clin J Am Soc Nephrol,10(7):1145–1153.

2. Borghouts,L.B.and Keizer,H.A.(2000)Exercise and insulin sensitivity:a review.Int J Sports Med,21(1):1–12.

3. Fowke,Jay H.(2014)A New Instrument to Comprehensively Assess Sedentary Behaviors Vanderbilt University Medical.http://grantome.com/grant/NIH/R01-NR011477–05.

4. Harner,H.M.et al.(2012)Physical activity,stress reduction,and mood:insight into immunological mechanisms.Methods in Molecular Biology,934:89–1002.

5. Jayabharathi,B.and Judie,A.(2014)Complementary health approach to quality of life in menopausal women:a communitybased interventional study.Clin Interv Aging,9:1913–1921.

6. Kossman,D.A.et al.(1985)Exercise lowers estrogen and progesterone levels in premenopausal women at high risk of breast cancer.J Appl Physiol,111(6):1687–1693.

7. Lees,S.J.and Booth,F.W.(2004)Sedentary death syndrome.Can J Appl Physiol,29(4):447–460;discussion 444–446.

8. Moore S.C.et al.(2012)Leisure time physical activity of moderate to vigorous intensity and mortality:a large pooled cohort analysis.PLoS Med,9(11).

9. Nevill,M.E.,Holmyard,D.J.,Hall,G.M.et al.(1996)Growth hormone responses to treadmill sprinting in sprint- and endurance-trained athletes.European Journal of Applied Physiology and Occupational Physiology,72(5-6):460–467.

10. Salmon,P.(2001)Effects of physical exercise on anxiety,depression,and sensitivity to stress:a unifying theory.Clin Psychol Rev,21(1):33–61.

11. Sim,A.Y.et al.(2013)High-intensity intermittent exercise attenuates ad-libitum energy intake.International Journal of Obesity,Advance online publication 9 July.

12. Trapp,E.G.,Chisholm,D.J.,Freund,J.and Boutcher,S.H.(2008)The effects of high-intensity intermittent exercise training on fat loss and fasting insulin levels of young women.International Journal of Obesity,32(4):684–691.

13. Weuve,J.et al.(2004)Physical activity,including walking,and cognitive function in older women.JAMA,292(12):1454–1461.

节食与热量模型

1. Gornall,J.and Villani,R.G.(1996)Short-term changes in body composition and metabolism with severe dieting and resistance exercise.Int J Sport Nutr,6(3):285–294.
2. Redman,L.M.et al.(2009)Metabolic and behavioral compensations in response to caloric restriction:implications for the maintenance of weight loss.PLoS One,4(2):e4377.
3. Tomiyama,A.J.et al.(2010)Low calorie dieting increases cortisol. Psychosom Med,72(4):357–364.

检测

1. Baisier,W.V.,Hertoghe,J.and Eckhaut,W.(2000)Thyroid Insuffi ciency:Is TSH the only Diagnostic Tool? J Nutrit Environ Med,10:105–113.
2. Edelman,A.et al.(2007).A comparison of blood spot vs.Plasma analysis of gonadotropin and ovarian steroid hormone levels in reproductive-age women.Fertility and Sterility,88(5):1404–1407.
3. Inder,W.J.et al.(2012)Measurement of salivary cortisol in 2012– laboratory techniques and clinical indications.Clin Endocrinol (Oxf),77(5):645–651.
4. Meier,C.,Trittiback,P.,Fufl ielmetti,M.,Staub,J.and Muller,B. (2003)Serum Thyroid Stimulating Hormone in Assessment of Severity of Tissue Hypothyroidism in Patients with Overt Primary Thyroid Failure:Cross Sectional Survey.BMJ,326(7384):311–312.
5. Ramakrishnan,L.(2008)Analysis of the Use of Dried Blood Spot Measurements in Disease Screening.Journal of Diabetes Science and Technology,2(2):242–243.
6. Stagnaro-Green. et al.(2011)Guidelines of the American Thyroid Association for the Diagnosis and Management of Thyroid Disease During Pregnancy and Postpartum.Thyroid,21(10):1081–1125.
7. Zava,D.et al.(2006)Filter paper dried blood spot assay of insulin measurement.American Diabetes Association 66th Scientific Sessions, Washington DC.

营养补充剂

1. Anderson,R.et al.(2015)Cinnamon extract lowers glucose,insulin and cholesterol in people with elevated serum glucose.J Tradit Complement Med,6(4):332–336.
2. A scientific review:the role of chromium in insulin resistance (2004) Diabetes Education,Suppl 2–14.
3. Barański,M.et al.(2014)Higher antioxidant and lower cadmium concentrations and lower incidence of pesticide residues in organically grown crops:a systematic literature review and meta-analyses.Br J Nutr,112(5):794–811.
4. Filaretov,A.A.et al.(1986)Effect of adaptogens on the activity of the pituitary- adrenocortical system in rats.Biull Eksp Biol Med,101:573–574.
5. Gröber,U.et al.(2015)Magnesium in Prevention and Therapy. Nutrients,7(9):8199–8226.
6. Head,K.A.and Kelly,G.S.(2009)Nutrients and botanicals for treatment of stress:adrenal fatigue,neurotransmitter imbalance,anxiety,and restless sleep.Altern Med Rev,14(2):114–140.
7. Jianghua,L.et al.(2001)Evaluation of Estrogenic Activity of Plant Extracts for the Potential Treatment of Menopausal Symptoms.J Agric Food Chem,49(5):2472–2479.
8. Johnson,S.(2001)The multifaceted and widespread pathology of magnesium deficiency.Med Hypotheses,56(2):163–170.
9. Kimura,K.et al.(2007)L-Theanine reduces psychological and physiological stress responses.Biol Psychol,74(1):39–45.Epub 2006 22 Aug.
10. Mills,S.and Bone,K.(2000).Principles and Practice of Phytotherapy. London:Churchill Livingstone.
11. Monteleone,P.et al.(1990)Effects of phosphatidylserine on the neuroendocrine response to physical stress in humans.Neuroendocrinology,52(3):243–248.
12. Noreen,E.E.et al.(2010)Effects of supplemental fish oil on resting metabolic rate,body composition and salivary cortisol in healthy adults.J Int Soc Sports Nutr,7:31.
13. Padayatty,S.J.,Katz,A.and Wang,Y.et al.(2003)Vitamin C as an antioxidant:evaluation of its role in disease prevention.J Am Coll Nutr,22(1):18–35.

14. Panossian,A.and Wikman,G.(2009)Evidence-based efficacy of adaptogens in fatigue,and molecular mechanisms related to their stress-protective activity.Current Clinical Pharmacology,4(3):198–219.

15. Simopoulos,A.P.and De Meester,F.(2008)A Balanced Omega-6/ Omega-3 Fatty Acid Ration,Cholesterol and Coronary Heart Disease. World Review of Nutrition and Dietetics Vol.100,Karger Publications.

16. Wang,Y.et al.(2013).Effects of vitamin C and vitamin D administration on mood and distress in acutely hospitalized patients,AJCN.

17. White,P.J.and Broadley,M.R.(2005)Historical variation in the mineral composition of edible horticultural products.J.Hort.Sci. Biotechnol,80:660–667.

18. Yin,J.et al.(2008)Efficacy of Berberine in Patients with Type 2 Diabetes. Metabolism,57(5):712–717.

激素替代疗法与生物同质性激素替代疗法

1. Beral,V.(2003)Million Women Study Collaborators.Breast cancer and hormone-replacement therapy in the Million Women Study. Lancet,362(9382):419–427.

2. Chen,W.,Manson,J.,Hankinson,S.et al.(2006)Unopposed estrogen therapy and the risk of invasive breast cancer.Arch Intern Med,166:1027–1032.

3. Cordina-Duverger,E.et al.(2013)Risk of breast cancer by type of menopausal hormone therapy:a case-control study among post-menopausal women in France.PLoS One,8(11):e78016.

4. Cowan,L.D.et al.(1981)Breast cancer incidence in women with a history of progesterone deficiency.Am J Epidemiol,114:209–221.

5. De Lignières,B.et al.(2002)Combined hormone replacement therapy and risk of breast cancer in a French cohort study of 3175 women. Climacteric,5:332–340.

6. Formby,B.and Wiley,T.S.(1998)Progesterone inhibits growth and induces apoptosis in breast cancer cells:inverse effects on Bcl-2 and p53.Ann Clin Lab Sci,28:360–369.

7. Holtorf,K.(2009)The bioidentical hormone debate:are bioidentical hormones (estradiol,estriol,and progesterone)safer or more efficacious than commonly used synthetic versions in hormone replacement therapy? Postgrad Med,121(1):73–85.

8. Rossouw,J.E.,Anderson,G.L.,Prentice,R.L.et al.(2002)Risks and benefits of estrogen plus progestin in healthy postmenopausal women. JAMA,288(3):321–333.

9. Sarrel,P.M.et al.(2013)The mortality toll of estrogen avoidance:an analysis of excess deaths among hysterectomized women aged 50 to 59 years.Am J Public Health,103(9):1583–1588.

10. Wright,J.V.(2005)Bio–Identical Steroid Hormone Replacement:Selected Observations from 23 Years of Clinical and Laboratory Practice.Annals of the New York Academy of Sciences,1057:506–524.doi:10.1196/annals.1356.039.

维生素D

1. Gillie,O.(ed.)Sunlight,Vitamin D & Health. (2005)A report of a conference held at the House of Commons in November 2005,organised by the Health Research Forum.Available as a free download from http://www.healthresearchforum.org.uk Accessed 12 November 2016.

2. Holick,M.F.(2007)Vitamin D deficiency.New England Journal of Medicine,357(3):266–281.

3. Mohammed Husein Mackawy,A.et al.(2013)Vitamin D Deficiency and Its Association with Thyroid Disease.International Journal of Health Science (Qassim),7(3):267–275.

4. Science Daily. (2007)Vitamin D Backed For Cancer Prevention In Two New Studies–8 February.[Online];www.sciencedaily.com.Accessed 12 November 2016.

5. Whitton. et al.(2011)National Diet and Nutrition Survey:UK food consumption and nutrient intakes from the fi rst year of the rolling programme and comparisons with previous surveys.British Journal of Nutrition,106(12):1899–1914.

作者简介

◆ ◆ ◆

妮基·威廉姆斯是英国最佳营养研究所营养疗法证书（DipION）获得者、英国营养和生活方式医学协会（mBANT）会员、补充疗法和自然健康疗法理事会（CNHC）会员，同时也是一位营养治疗师、演说家，是快乐荷尔蒙生活公司（Happy Hormones for Life）的创始人。妮基致力于帮助女性收获敏锐清晰的大脑及更有活力的身体，让女性在照顾好自己的基础上，掌控自己的人生。

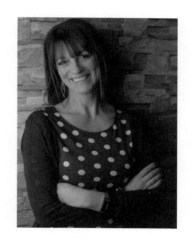

步入人生的第40个年头后，妮基出现了疲劳、体重增加等问题。在寻求医学手段无效的情况下，她发现荷尔蒙是造成一切问题的罪魁祸首，可以通过饮食、生活方式和天然营养补充剂来扭转这一局面。

后来，妮基在著名的最佳营养研究所（ION）取得了执业营养治疗师资格，并且专攻荷尔蒙问题。如今，她通过开办线上课程、培训班、问诊公司，进行个人和团体辅导等形式，为全球的女性带来了福音。

在进行一对一诊疗的过程中，妮基能够利用最先进的综合荷尔蒙（和其他）检测手段和功能医学原则，判断造成荷尔蒙失衡的根本原因，并据此提供个性化的治疗方案，从而更快地产生针对性效果。